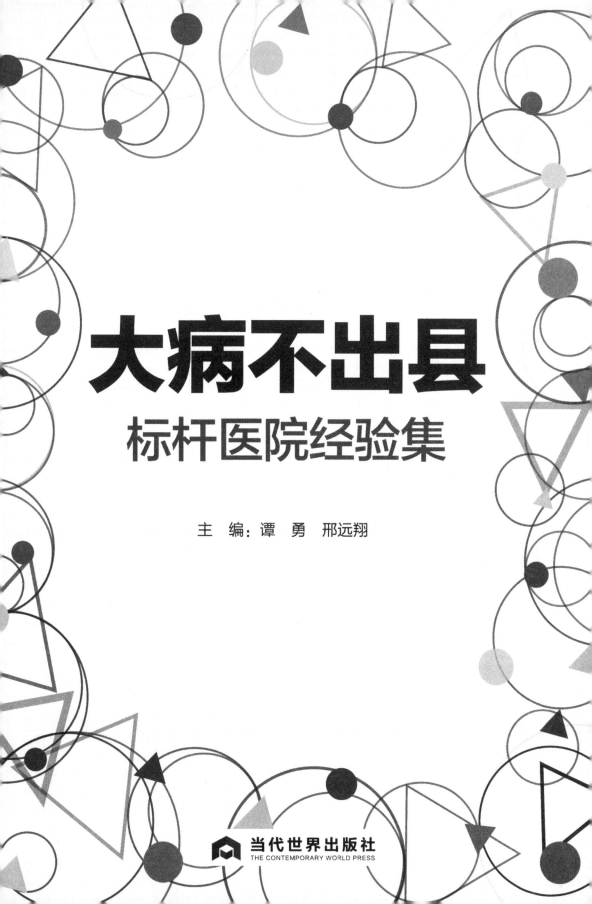

大病不出县

标杆医院经验集

主　编：谭　勇　邢远翔

当代世界出版社
THE CONTEMPORARY WORLD PRESS

图书在版编目（ＣＩＰ）数据

大病不出县标杆医院经验集 / 谭勇, 邢远翔主编.
-- 北京：当代世界出版社, 2019.6
ISBN 978-7-5090-1498-1

Ⅰ.①大… Ⅱ.①谭… ②邢… Ⅲ.①医院- 管理-
经验- 中国 Ⅳ.①R197.32

中国版本图书馆CIP数据核字(2019)第059082号

书　　名：**大病不出县标杆医院经验集**
责任编辑：李丽丽
美术设计：杨　帆　刘　杰
校　　对：郑春华
出版发行：当代世界出版社
地　　址：北京市地安门东大街70-9（100009）
网　　址：http://www.worldpress.org.cn
编务电话：（010）83907528
发行电话：（010）83908410（传真）
　　　　　13601274970
　　　　　18611107149
　　　　　13521909533
经　　销：新华书店
印　　刷：北京博海升彩色印刷有限公司
开　　本：710毫米×1000毫米　1/16
印　　张：13.5
字　　数：249千字
版　　次：2019年6月第1版
印　　次：2019年6月第1次印刷
书　　号：ISBN 978-7-5090-1498-1
定　　价：88.00元

编 辑 委 员 会

主　　编：谭　勇　邢远翔

执行主编：崔　昕

副 主 编：郑莉丽

编　　委：王　翔　宋　攀　郭思明

专 家 委 员 会

主 任 委 员：

殷大奎
原卫生部副部长、中国医师协会终身名誉会长

副主任委员：

董家鸿
中国工程院院士、清华长庚医院执行院长

刘庭芳
清华大学医疗管理与评价研究所所长、教授

李　玲
北京大学国家发展研究院教授、北京大学健康发展研究中心主任

王虎峰
中国人民大学医改研究中心主任

曹连元
原国家卫计委医院管理研究所副所长

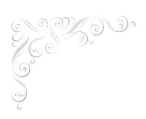

序

"郡县治则天下安。"日新月异的中华大地，当今正迎来县域卫生从未有过的发展机遇。

推进分级诊疗和医联体建设，让老百姓"大病不出县"，切实把改革成果转化为人民群众的健康福祉和获得感，作为明确着力的重任之一，吹响了健康中国的集结号。

从"县"在出发，到"县"在发力。我国的县域卫生搭上了春暖花开的微笑列车，正开足马力，奋勇直前。

借此东风，我们精选了33所县域医院"大病不出县"的典型经验，希望对县医院的管理者和政府相关部门有所借鉴和启发。

愿金色的阳光洒向基层的每一个角落，期盼健康中国早日实现。

目　录

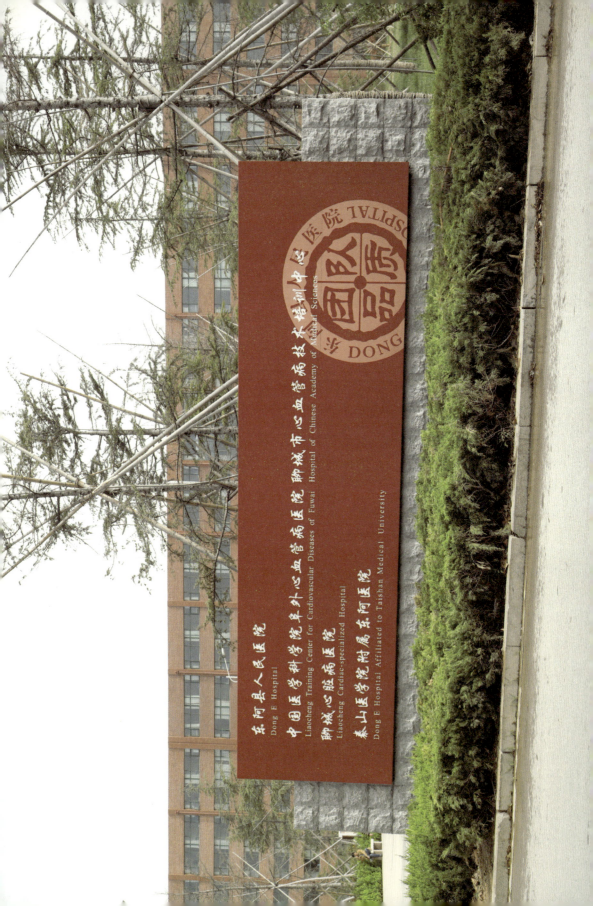

东阿县人民医院

师古创新 潮头勇立

文 / 郭秀燕 雷思

传承2000多年工艺、被列为世界非物质文化遗产的东阿阿胶，因补气血、益肺气等诸多功效闻名于世。

与其同处一地的东阿县人民医院，经过72年沧桑巨变，在传承中创新，在创新中发展，如同凤凰涅槃、浴火重生，呈现出勃勃生机，极大地改善了百姓的就医环境。

软硬件实力超群

始建于1947年的东阿县人民医院，是一所集医疗、教学、科研、保健、康复、急救于一体的三级乙等综合医院，也是泰山医学院非隶属附属医院、省级健康促进医院。作为国家第一批县级公立医院综合改革试点医院，近年来，该院以深化医院综合改革为契机，坚持"病人获益最大化"和医院公益性的指导思想，努力加强学科与内涵质量建设，通过持续打造"团队医疗"，全面提升综合服务能力，获得了广大患者由衷的认可。

走进东阿县人民医院，映入眼帘的是大门入口处红色的标识"中国医学科学院阜外心血管病医院聊城市心血管病技术培训中心""泰山医学院附属东阿医院"等。在翠绿色大片草坪的映衬下，这所占地300亩、建筑面积8万余平方米的医院，"高大上"的软硬件让人惊叹。

首先是与意大利建筑媲美的门诊大厅，及各种来自国外的先进医疗设备令人惊叹。再就是和美国克利夫兰医学中心比对的一组医疗数据，让人不可思议。据悉，该院业务骨干培训都是直接派往国外。难怪这所编制床位820张的县医院，仅硕士以上学历人员就有98人。

据悉，该院年门急诊40万人次，出院病人4.2万人次。全院拥有42个临床科室、12个医技科室，拥有泌尿外科、胸外科、心脏大血管外科、普外科、神经外科、内分泌科、血液内科、神经内科、肾内科、妇科、口腔科和中医科共12个聊城市重点专科。其中，中医科为"山东省'十三五'中医药重点专科"建设单位。此外，还拥有聊城市内分泌与代谢医学重点实验室、聊城市肿瘤与药物基因诊断工程技术研究中心各1个。

据院长孟祥宝介绍，医院注重技术创新，先后开展了心血管、神经血管、外周血管和综合介入诊疗技术，冠状动脉旁路移植，髋膝人工关节置换，颈动脉内膜剥脱术，脑深部电刺激置入术，胸腔镜联合腹腔镜下食管癌根治术等。其中每年各类心脏手术80例、髋膝人工关节置换200例，各项手术指标均达到国内先进水平。

由此，医院不仅被评为全国卫生计生系统先进集体、全国优质服务示范医院、省级文明单位、省卫生系统先进集体、省医疗质量管理效益年活动先进集体（曾荣获全省医疗质量评比第一名），还获得了省消费者满意单位、省临床输血工作先进集体、省抗菌药物临床应用管理示范单位、省优质服务示范单位等荣誉称号。

率先改革治理结构

2013年12月，医院勇立潮头，进行法人治理结构改革及去行政化改革，开了全省法人治理结构改革的先河。按照决策权、执行权和监督权相互协调、相互制衡的原则，形成了由决策层、管理层、监督层组成的法人治理结构组织框架。紧密型理事会模式的建立，完善了法人治理结构运行机制，使重大事项决定、运行管理监督、确保医院公益性等，在职责与权力的划分上更加明晰，也让自主运营在卫生行政部门、理事会、监事等多层监管体系下，更加高效、可控，有力提升医院的整体运行效率。

自2011年10月1日起，该院率先实行全部药品零差率销售，成为全省首家取消全部药品加成的医院。据介绍，在县财政并不十分宽裕的情况下，政府每年出资1680万元进行差价补偿，并纳入财政预算，写入政府工作报告。随着药占比的逐年降低，医院逐渐淡化了依赖药品加成收入的观念，目前已完全改写了"以药养医"的历史。

值得一提的是，为加强合理用药管理，该院对医务人员持续强化"精确用药""无害为先"等思想理念的教育，鼓励大家树立科学用药意识。同时，多措并举，完善药事管理组织，加强新品种的引进及采购管理，强化抗菌药物合理应用，加强辅助用药管理。2016年，医院限制了约50%不必要品种的引入，辅助用药品规数量由2015年的43种降至23种，占全部药品金额的比例由11.66%降至9.32%。据统计，2018年药占比为17.18%，已连续6年保持在20%以下。其中，住院患者药占比为13.72%，连续6年在15%左右；住院患者抗菌药物使用率为33.90%，连续6

年在30%左右。

国际视野助力加速度

从东阿瞄准世界，东阿县人民医院的加速度发展，来源于他们的胆识。为拓宽人才培养渠道，他们不仅与北京大学第一医院、北京协和医院、阜外心血管病医院、天坛医院、上海瑞金医院、上海中山医院等建立了良好的合作关系，还选派神经外科、神经内科、胸外科、普外科、泌尿外科、骨科、重症医学科、产科、康复科、病理科、麻醉科、心内科、血液科、儿科的23名医生和2名护士赴美国克利夫兰医院、华盛顿大学港景医学中心等医疗机构进修交流，并与罗马琳达大学建立了互派临床、护理、管理人员交流学习的合作关系。

在该院，外籍英语教师亲自为员工授课；2012年成立的模拟实验室，通过7年的模拟培训，可以让年轻的医务人员手术和操作技巧更加娴熟。为加强医院管理、后勤保障、信息技术、财务管理等方面的人才培养，2006年以来，医院先后与山东大学、泰山医学院联合举办了6个在职硕士班、1个在职博士班，培养在职硕士研究生212人、在读博士25人……这些在县医院并不常见。

对照《县医院医疗服务能力基本标准》和《县医院医疗服务能力推荐标准》，目前该院部门设置完全达到推荐标准要求。

创建新兴学科

按照"整合经典学科、细化核心学科、创建新兴学科"的思想，医院将心内科与心脏大血管外科进行整合，将消化内科与胃肠外科有机整合，将心血管介入、脑血管介入、外周血管介入等专业人才组成一个团队，建立虚拟血管介入科，提高血管介入综合实力；将神经内科、神经外科、小儿神经内科、脑功能室融为一体，建立虚拟功能神经科。不仅有合，还有分：骨科细分为关节外科、脊柱外科、创伤外科和手足外科。多学科协作诊疗模式的重组，不但让患者获益，医院软实力、活力也明显提高。

2015年起，医院开始实施傍晚会诊制度，讨论疑难重症患者176例，其中诊断少见病例13例；2016年讨论269例，其中诊断少见病例16例；2017年讨论300例……为持续改进医疗质量，医院邀请国家卫健委医院管理研究所专家来院开展PDCA循环管理工具培训，并奖励主动上报不良事件的员工。2018年，全院共上报不良事件585例，持续质量改进项目137个，基本做到了人人参与PDCA，各科室都有持续质量改进项目。

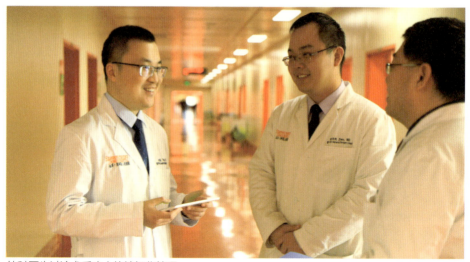

外科医生讨论术后病人的精细化管理

倡导精准医学

近年来，医院不断强化经验医学到循证医学，再到精准医学的转变，从2007年起，开始推广指南应用。截至2018年12月，已应用国内外疾病诊疗指南329个，并编制了针对本院的诊疗规范。2018年开展基因检测1296例（其中肿瘤基因检测704例、药物基因检测519例、新生儿遗传代谢病筛查58例、染色体核型分析15例），基本做到工作有流程、环节有规范。

医院还从2010年4月起积极探索临床路径的管理，对32个专业222个病种实施了临床路径管理。2018年入临床路径管理18372例，入组率83.6%，完成14896例，完成率81.1%，占出院患者总数的43.9%。通过临床路径的实施，医院有效降低了住院费用，减少了并发症的发生。

此外，医院实施信息化建设已20年，建成了以电子病历为核心的医院信息管理系统。该管理系统包括22个系统，57个模块，内容涉及HIS、PASC、手术麻醉、合理用药、电子病历、临床路径、移动护理、移动查房、追溯系统、办公系统等，同时增加了抗生素、特保药品、临床路径、单病种、医嘱审计等质量方面的模块管理。

值得一提的是，为满足个性化的需求，医院自主研发了一些软件系统。如移动护理系统实现了床边采集数据，实现了护理工作的同质化；移动查房系统使医生可随时随地查看患者的各种诊疗信息，为及时调整治疗方案提供依据。在移动护理与移动查房系统的不断完善中，全院实现了药品、检验、患者转交接、围术期的闭环管理，保证了医疗安全，也大大减轻了文书书写的工作量。

积极开展医联体

根据国家加强医联体建设精神，医院已与全县8所乡镇卫生院和2所社区卫生服务中心建立了医联体模式，通过采取下派骨干医师、进行技术支援、定期选派专家坐诊、免费进修学习、帮助培养人才、举办基层医务人员学习班、推广适宜技术等措施，进一步提升基层医院服务能力。2017年原县卫计局确立医院为区域性医疗中心，并设立东阿县远程医疗中心、医学影像中心、病理诊断中心、心电诊断中心、医学检验中心和消毒供应中心共6个中心，都挂靠在东阿县人民医院。2017年，医院实施了区域影像中心建设，已连接了牛店、刘集中心卫生院和姜楼镇卫生院的CT、DR影像设备。截至2018年已书写审核报告单8812例，实现了影像数据互联互通和电子胶片，方便了病人，确保了质量。

为探索跨区域的医联体模式，实现"小病在卫生院，大病不出县"的目标，2017年医院还分别与莘县第三人民医院、阳谷县李台镇卫生院签订了跨区域医联体协议书，决定以医院的技术优势、人才优势、品牌优势为基础，提高医联体成员单位的诊疗水平，扩大医院的辐射半径，让更多的百姓享受到更好的医疗服务，降低医疗费用。

作为东阿县贫困人口定点救治医院，医院成立了健康扶贫办公室，开通了24小时服务电话，并建立了贫困患者救治绿色通道。对建档立卡的贫困患者，门诊就医时即可享受"两免两减半"的惠民政策（免收普通门诊挂号费，免收诊查费，减半收取专家门诊诊查费及大型医疗设备检查费）。住院患者在享受"先诊疗、后付费"服务模式的基础上，实现了基本医疗保险、大病保险、医疗救助"一站式"服务和即时结算，同时对住院患者减免自付部分的10%。

奔小康，须健康。东阿县人民医院如一棵枝繁叶茂的参天大树，庇护着一方百姓的安康。

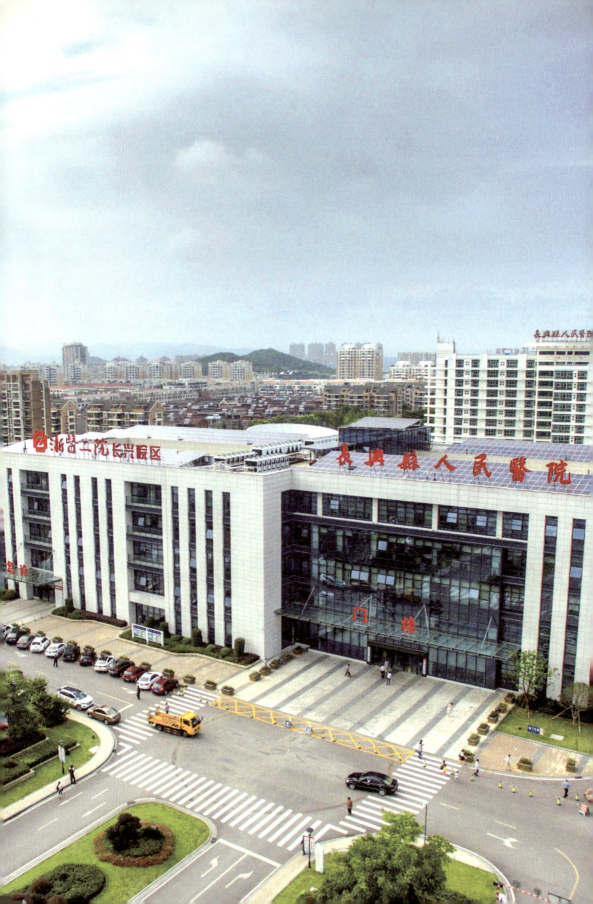

长兴县人民医院（浙医二院长兴院区）

患者回流就是无声的点赞

文 / 汪亚杰

创建于1940年的浙江长兴县人民医院（浙医二院长兴院区），是长兴县域范围内唯一的三级乙等综合性医院。医院拥有浙江省县级龙头学科2个、省县市级重点专科1个，实际开放床位740张，是杭州医学院的教学医院，是皖南医学院、湖州市师范学院医学院的实习医院。这所历经沧桑的老院，正沐浴着深化医改各项政策的阳光，意气风发，向着更高、更快、更强的发展目标迈进。

"合作大戏"让百姓看病搭上了直通车

2018年7月6日，在浙江省长兴县人民医院的名医馆，退休教师宋女士再次坐到了"老朋友"——浙江大学医学院附属第二医院"下沉"长兴的内分泌专家王永健面前。她们之间的缘分，始于5个月前。2018年春节后，宋女士急剧消瘦，但几次网上预约杭州大医院的专家都没成功，当得知每周四浙医二院的内分泌专家王永健前来长兴坐诊，她喜不自禁。

按照电话预约的时间，宋女士来到名医馆。王医生看后认为必须做甲状腺ECT，可是长兴没有该设备，要去杭州做。宋女士正在担心去了也可能做不上检查时，王医生主动为她联系了第二天浙医二院的检查，还帮忙办好了相关手续。由于片子要第二天才能拿到，恰逢周六医生休息，不想在杭州等到下周一的宋女士，再次向王医生求援。经协商，浙医二院将检查结果用手机拍照先发过来，这样当天就为宋女士确诊了病因。"有这样的好医生，有这样密切合作的医疗体系，长兴县人民医院的明天会越来越好！"宋女士的感慨，诠释了浙医二院与长兴县人民医院合作办医以来，给当地百姓带来的满满获得感。

三甲大医院专家的"下沉"，不仅使长兴民众在家门口就享受到省城知名医院同质化的高端诊疗服务，还吸引了河北、重庆、江苏、安徽等周边地区的患者慕名前来。2018年，非长兴户籍的病人占出院人次的比例，从2016年的9.35%上升到20.05%。

一名来自重庆的务工者杨大叔在长兴县人民医院查出了肝癌。B超显示，原发性恶性肿瘤占据了二分之一的腹腔。漂泊在外病魔缠身的他心灰意冷，觉得也许该叶落归根了。幸运的是，他被一双"上帝之手"拉回了人间。接诊医生余育晖建议老杨立即住院，并随后把资料上传给了著名肝胆胰外科专家、时任浙医二院副院长梁廷波教授。

"这是一种罕见的纤维板层型肝癌，肿瘤侵占的腹腔范围很大，还侵犯了肝脏大血管，手术难度和风险系数都很高。"远程会诊后，梁廷波副院长决定亲赴长兴看看患者。再次评估后，他认为这么大的肿瘤就像定时炸弹，随时会破裂大出血危及生命，必须立即手术。当机立断，梁廷波率助手白雪莉用3个多小时，成功为患者切除了直径达20多厘米的肿瘤。当告知手术顺利，暂无发现癌细胞扩散后，老杨的妻子当时就哭了。"原来以为自己没救了，真没想到杭州的大专家专门赶来为我开刀，保住了这条命！"杨大叔术后动情地说。

"对于经济不宽裕的老杨来说，在长兴做手术，输血费、床位费、诊疗费，再加上食宿交通费等，算下来能比去杭州就医省近30%。"余育晖医生说。浙医二院"牵手"长兴县人民医院后，像这样的生命驰援时有发生。时光倒回至2015年11月，隶属浙江省湖州市的长兴县人民医院挂牌浙医二院长兴分院后，浙医二院院长王建安亲任分院院长，同时派驻院长助理徐翔担任执行院长，兼任法人代表，全面负责分院管理。用王建安院长的话说，一出"合作大戏"的序幕就此徐徐拉开。

在确立了打造"安全、高效、人文、和谐的高品质医院"的目标后，浙医二院心血管内科等12个临床科室，均在该院设立了教授级专家工作站，并共同建设浙北肿瘤中心、眼科中心、心脏中心、呼吸中心和肝胆胰疾病诊治中心5大中心。在每周不少于30名浙二专家在名医馆坐诊的同时，还柔性引进了40多名京浙中医专家，定期在国医馆为患者服务，并顺利通过了全国综合性医院中医药工作示范单位评估。

值得一提的是，长兴县人民医院还与北京大学合作，建立了全国首个县级区域性严重创伤医疗急救服务系统（EMSS），构筑起地空一体的急救体系。2016年8月，作为加盟"中国空中急救联盟"的首家县级医院，该院成功首飞，挽救了一名危重急性心梗患者。而直升机救援现已常态化。

如今，"周周有名医、天天有专家"坐诊长兴成为常态。2017年，浙医二院累计下派专家1732人次，平均每周32人次，诊疗患者19205人次，参与手术345台次，教学查房1021次，讲座培训近100次。2018年，在专家下派人次不变的前提下，总院专家参与手术的数量已明显减少，这证明在浙医二院专家的指导下本地专家手术力量已明显提升。

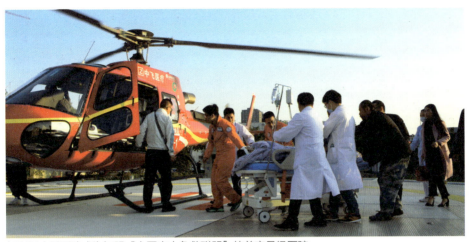
长兴县人民医院成为加盟"中国空中急救联盟"的首家县级医院

　　大专家"下沉",传的不仅是技术,还有医德医风。2017年年初,浙医二院胃肠外科的吴丹主任医师坐着轮椅去长兴义诊,让名医馆的工作人员韩文欣印象深刻。义诊开始前两天,吴医师不慎扭伤脚踝导致骨裂,不能走路。当小韩提出取消坐诊或换人时,他坚决不肯:"我不能让预约好的患者白等啊!"当吴医师坐着轮椅进来,一瘸一拐地挪到病床边检查病人,就诊的罗大爷感叹不已。全程陪同的长兴分院医生费胜琪说:"半天跟下来,做人的诚信、医者的仁心,可以说在吴老师身上得到了完美呈现,真的是受益匪浅。"

　　对于医院而言,服务的评价取决于患者,而患者回流则是无声的点赞。2016年,长兴市民县域内住院就诊比例同比上升了9.49个百分点,住院病人回流达9400人次。按照住院均次费用县域内外差额6500元计算,为地方医保节省开支3800万元。2017年,这个比例再次上升4个百分点,回流人次在4000人次以上。不仅长兴,连周边地区的患者,也在家门口享受到了省城医院同质化的高端诊疗服务。2018年,医院门急诊人次102.23万,同比增长8.63%;出院人次4.85万,同比增长10.98%;医疗业务收入7.51亿元,同比增长19.97%;药占比(不含中草药)28.42%,同比下降3.31%;四类手术数量达2933台,同比增长59.49%。

撬动封闭的围墙　打通共生的局面

　　为县医院点赞的,不仅有患者,还有上级主管部门和同行。2015年11月,长兴县人民医院挂牌"浙江大学医学院附属第二医院长兴分院"后,一方面积极发挥县级龙头医院的作用,配合县卫计局建立了县级"临床检验、影像诊断和心电诊断"

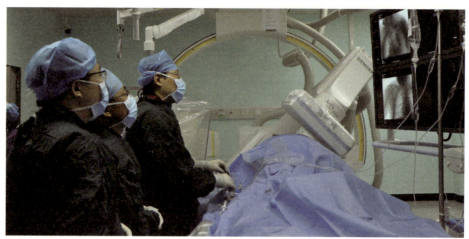

在浙医二院专家的指导下，长兴县人民医院的手术能力已明显提升

三大中心，通过实时、高效的信息互通，为百姓提供精准、便利的服务。另一方面，按照"县乡一体化建设"的思路，该院还先后与水口、小浦、林城卫生院等8家乡镇卫生院建立医共体关系。至此，一个贯通省、县、乡及社区的上下联动、分级诊疗、合作共赢模式已基本形成。

那么，长兴又是怎样摆脱"沉不下去，做不长久"的羁绊呢？徐翔表示，"共同成长""匹配度"是关键环节之一。大医院的专家天生就有集聚效应，到基层坐诊、开刀，基层既欢迎又担心。因为尽管可以学到新技术、新理念，但县医院医生原本在当地的权威地位动摇了，一把刀、头把椅让位了，担心产生虹吸效应，因此不免有一定的抵触心理。而下沉的专家也担心，异地行医常态化，浙医二院的病人会不会流失；此外，毕竟更多的疑难杂症患者集中在大医院就医、开刀，沉下去后自己的学术水平会不会下降。

鉴于基层没有那么多疑难重症患者，双方医院分析论证后决定，将杭州专家分散的出诊时间，改为每周一天。教授们一早搭高铁到长兴，专车接来后，上午看专家门诊，中午查房，下午讲课或指导手术。合理的匹配，高效的运转，避免了专家资源的浪费，满足了基层百姓看名医的需求。同时，长兴县医院也免除了专家的各种后顾之忧。如医院为专家准备了舒适的医生休息室，定制个性化可口餐饮等。加上合理的薪酬，特别是最终实现的患者回流、对流的双赢、多赢合作，可以预期，稳固的合作定可持续。

关键环节之二是，双方要实现包括合理分成等利益的共赢。病理切片的远程专家会诊，浙医二院将按协议拿走70%费用，但长兴医院不仅能留住患者，在专家指导下放心开展手术，也避免了患者往返奔波之苦。点名1000元开刀费，在这里也同看专家门诊一样，得到了医患的双赞成，毕竟享受了就近的优质医疗服务，而且综合计算，省时省力又省钱。全麻下的无痛胃肠镜检查，过去只能到省城大医院去做，而今长兴的百姓打个盹的功夫，就拿到结果了。据悉，去年该院完成了1万多例全麻下的无痛胃肠镜检查，居湖州市之首。

县医院过去门诊动不动就输液的场面不见了，现在看到的是先进的静配中心、入院准备中心、来来往往的专家。患者不禁连声夸赞："大医院来了，小医院变了。"

刚柔相济 确保改革落地

人权、财权，是医院管理的重要引擎。徐翔上任不久，就大刀阔斧推进"能者上，庸者下"的人事制度改革。2016年，通过公开竞聘，完成了全院中层换届。面对二本生、大专生多的人才瓶颈，医院全力引进麻醉、康复、整形、信息技术及宣传等优秀人才，充实到紧缺岗位，为医院阔步发展注入了活力。与此同时，院长年薪制、中层年薪制、绩效考核制、全员聘任制、编制备案制、职业年金制、工资总额制、首席医生制、财务监督制等一系列改革举措相继出台。看到改革动了真格的，全院上下为之一振。

2016年10月，挂牌满周年之际，浙医二院又与长兴县人民政府签订了深化医疗合作协议书，探索建设符合分级诊疗要求的医疗联合体，上下游合作再下一城。2017年8月，"浙医二院长兴分院"改挂"浙医二院长兴院区"，2018年再进一步，成为全国首个人财物贯通的跨省县、集团化管理的医联体，创造了县域医改的长兴模式，助力长兴成为国务院表彰的"全国公立医院综合改革真抓实干成效明显予以激励支持的地方"、公立医院综合改革第二批国家级示范县。

人生能有几回搏。沉到基层医院的徐翔怀着强烈的使命感，每周5天"沉"在长兴，没日没夜扎在基层。早上6点，徐翔就到了医院。6点半，他进科室，召集机关有关管理人员，边吃早饭边现场办公。病理科的年轻医生提意见，病理切片有化学试剂，希望安一台空气清洗器，马上解决；儿科大夫说下面的CT室太吵，夜班休息不好，他当场查看并随后改进了开关门引起的噪声问题。最让员工满意的是医院的食堂，5元的早餐，8元的中餐、晚餐，品种繁多，可口卫生。据介绍，每年医院给食堂的伙食补助就达500万元。人心齐，泰山移。徐翔营造温馨和谐的氛围，让员工干劲充足，幸福感满满。

总投资2.52亿元的医院改扩建工程二期住院综合楼项目，2018年11月已顺利结顶，一年后，拥有1200张床位、人才和设施一流的医院将崭新亮相。

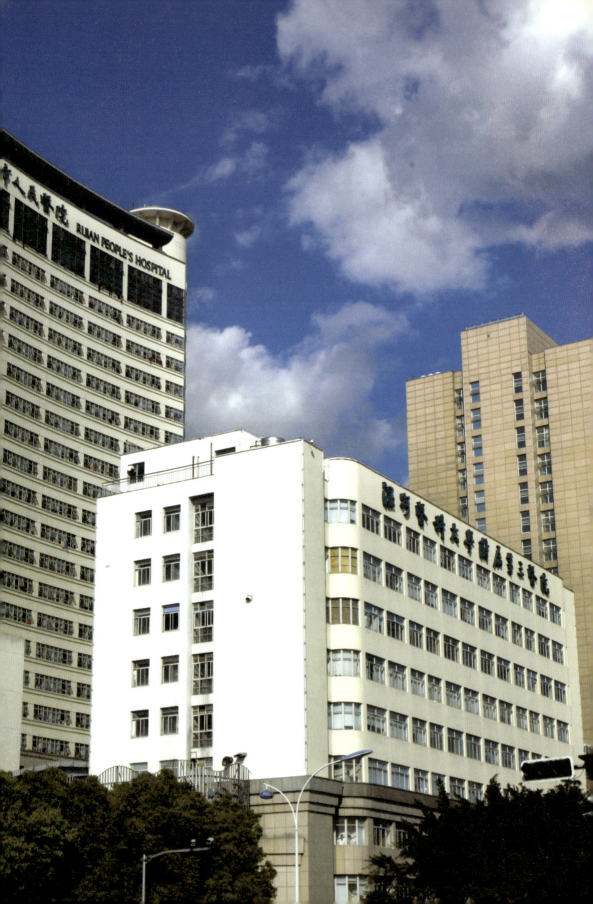

瑞安市人民医院

低头做实事 抬头谋发展

文 / 雷思

身处医疗重镇浙江，在众多名院的"围追堵截"之下，瑞安市人民医院显得非常低调，鲜少见诸报端。埋头做事似乎已经成为瑞医人一直以来的习惯，而在当地百姓心目中，这座有80余年历史的医院则为他们筑起了生命的第一道，或许也是最后一道防线。

"瑞安人大多是不愿意外出就医的，一来他们习惯了到家门口的瑞医，熟门熟路；二来他们打心底信任瑞医，而医院也没有让他们失望。"提到这点，瑞安市人民医院院长卢学勉很有底气。这所开院之初仅有员工18人，病床10张，三进平房、18间院舍的小医院，经过80余载岁月沧桑沥洗，完成了从无到有、从小到大、从弱到强的发展，成长为浙南地区一家集医疗、教学、科研、预防保健为一体的现代化三级综合性医院，承担起了瑞城140多万人口及周边平阳、苍南、文成、泰顺等地区部分病员的医疗保健任务。

在探索如何实现"大病不出县"的道路上，瑞安市人民医院已经走在了前列，并交出了令人满意的答卷，那么他们又是如何做到的呢？

要留住患者 实力才是"硬道理"

在瑞医瑞祥院区的手术室内，曾上演了历史性的一幕——"左手重建"。手外科副主任、骨三足踝病区主任林加豪，在浙江人民医院谢庆平等教授的支持下顺利完成手术。

"我从事手外科也有近20年了，亲历了无数不同程度受伤的患者，但看到这位因液压机致伤，导致拇指缺失和手掌残缺，一只手几乎只剩四根手指的患者，还是吓了一跳。"林加豪主任说。残缺如此严重的组织血供非常差，而且血管和神经损伤严重，如要保住残肢，恢复其功能，手术难度之大、风险之高在国际上也是鲜见的。为了尽可能减少患者机体的损伤、实现最佳的修复目的，手术采集自身的肋骨、腹部皮瓣和第二趾作为移植材料，用比头发丝还要细的线吻合血管和神经，最大限度地贴近原有生理结构修复手部损伤。从拇指的移植到髂骨肋骨瓣的移植和皮瓣的移植，建立新的三套血运系统，重建手术整整持续了6个小时。这场瑞医手外科历史上难度最大的手术，代表了瑞医已经具备开展一流手外科手术的水平。而这，也是瑞医整体实力的一个缩影。

要让患者愿意在基层诊疗，县级医院就必须具有"接得住"的医疗技术，专科能力建设和医疗质量是关键。

为进一步完善、落实医疗核心制度及流程，医院重点加强三级查房、交接班、疑难病例讨论、死亡病例讨论、技术准入和权限管理等制度的落实；加强临床路径管理，扩大实施范围，并持续改进；强化质管员队伍建设，认真落实医疗质量指标监测，实现全程医疗质量管理与持续改进；完善病历质量管理的长效机制，创新管理措施，促进病历质量进一步提升；继续加强和推广多学科专家团队的建设。同时，进一步推动医疗不良事件监管工作，尤其是医疗警讯事件，及时、深层次地分析缺陷，完善流程，保障病人安全。

医院开展院内外抢救和医疗突发事件的培训和演练，提高危重患者抢救水平；积极配合政府的应急卫生救援工作，持续提升突发公共卫生事件应急处置能力；严管抗菌药物使用，减少输液量；加强医疗保险管理制度和政策的培训教育工作，健全医保监管体系，开展常态化的考核监管，保证医保管理制度的有效落实。

医院加强护理服务内涵建设，以"技能好、服务优、会沟通"为重点，着力提升年轻护士技术操作能力和人性化服务水平；进一步完善护理质量数据监测，促进护理质量持续改进和提升；完善护理三级管理，发挥科护士长的中坚力量；应用QCC（护理品管圈）等管理工具，人人参与管理，不断提高临床护理服务质量。

为了提升优势学科的医疗服务能力，瑞医自主借力各种机遇，集中资源搭建平台，对专科人才、技术及专科类型进行系统化建设。打造了浙江省重点学科烧伤科，浙江省县级龙头学科骨科和感染科，温州市重点学科内分泌科、骨科、介入科、眼科、感染科、神经内科、甲乳外科（原肿瘤外科）、肿瘤放化疗科等，温州市重点学科群骨与关节疾病诊疗学科群、肿瘤综合防治学科群、老年医学学科群、介入医学学科群等。

在2019年3月29日于广州举行的"2018中国医院竞争力论坛"上，瑞安市人民医院毫无争议地稳居"2018中国医院竞争力·县级医院100强"榜首，这已是该院第五年摘得此桂冠。这个在患者之外的"第三只眼"早已敏锐地发现了瑞医的"外在美"和"内在美"，进一步证明了瑞医的综合服务能力已走在全省前列。

"第一次'领跑'榜单，我们是完全不知情的。前期专家对医院进行走访、考察时，也不会事先通知医院。"面对"意外之喜"，院长卢学勉坦言："正所谓高处不胜寒，当站在领奖台上，看到了众多兄弟医院投来欣赏羡慕的目光，在感受荣誉带来喜悦的同时，压力也随之而来。获奖不是目的，而为瑞安百姓提供远远超出县级医院标准的优质医疗，才是我们实打实的追求。"

让患者获得感"说话"

孙先生是一位银行职员，近来胃部不适想去看医生，但是平时工作忙碌，请不出一整天的假。得知瑞安市人民医院比单位早半小时上班，他一大早就在家里通过瑞医微信公众号的"预约"功能很快挂了一个专家号。在手机微信的提示下，孙先生驱车来到医院，一路"按图索骥"，很顺利地找到了位于门诊二楼的消化内科诊室，稍等片刻就轮到医生为他诊治。

诊断后，医生开好处方，并为他完成诊间结算，孙先生直接就可以到药房取药。整个过程不超过半小时，顺利地赶在上班之前完成了诊疗，这令他欣喜万分。

"感觉就跟下馆子吃饭一样，可以手机预约，现场扫码立付，比起以前跑上跑下、反复排队，真是方便太多了！"孙先生如是说，"原来不用到窗口，在微信公众号上就可以实现所有流程，看来又学了一招。"

在瑞医，"患者至上"不只是一句口号，更指引着医院发展中的每项决定。而"进一步改善医疗服务行动计划"的开展，则让该院从全局和系统的维度，基于患者的获得感，解决患者"看病难、看病烦"问题，进行了诸多尝试和改进。

为了让患者少排队、不排队，瑞医着力进行了基于信息化的服务流程再造，推出分时段预约模式，将患者就诊时间精确到30分钟，并在原有电话预约、诊间预约的基础上，拓展医院微信平台、支付宝服务窗、医院官网、浙江省和温州市预约平台等预约渠道，在手机上实现所有病人的预约功能。

自2016年起医院就推出了诊间结算，诊疗过程结束后在诊室就可直接扣除就诊卡上预缴的金额，医生在诊间多花30秒，可以减少病人30分钟的排队时间；除此之外，医院全面开通微信、支付宝结算支付，原来复杂的缴费流程一键搞定。

医院还开设了一站式服务中心，集医学咨询、导医导诊、审批医疗证明书、轮椅租借、病例打印、失物招领等多项功能为一体，门诊所有问题"一站解决"。140台多功能自助机满足建档、预约、挂号、充值、结算、取单等各类服务，医院还推出刷脸机，没有市民卡、没带身份证也可以办理实名就诊卡进行挂号。

检查集中预约平台整合各种资源，实现了对CT、MR、肠镜、胃镜等各种检查的集中预约、取消预约、改约、计费等操作，让患者尽可能在同一天做完所有检

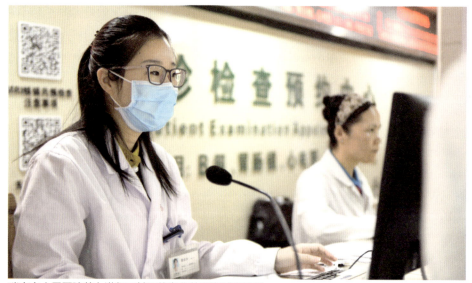

瑞安市人民医院着力进行了基于信息化的服务流程再造

查；移动办理入出院结算服务流程，实现了利用微信或支付宝平台进行入院办理、缴纳预缴款和出院结算；中药饮片代煎和快递上门，解决了中药药剂等候时间过长且携带不便的问题，打通便民服务的"最后一公里"。贴心的服务涵盖患者就医的方方面面，真正做到让瑞安市民在家门口就享受到"五星级"的高品质服务。

联手上级医院　共谋健康福祉

浙江省人民医院重症医学专家张美齐主任与洪军主任近日如约来到瑞安市人民医院，与瑞医重症医学科心胸外科、心血管内科开展了疑难病例讨论及学术研讨会议。各位专家就一例心肺复苏术后予ECMO支持的患者的诊断及病因做出了分析与鉴别，双方就ECMO适应证与禁忌证的把握展开了积极的讨论和互动。

师承指导、远程会诊、人员进修、短期培训……自2017年瑞医与浙江省人民医院签订合作协议以来，上述做法已成为瑞医与省人民医院紧密联系的纽带。2018年瑞医已在浙江省人民医院重症医学科各位专家及各兄弟科室的帮助下，运用ECMO技术成功救治2名病患，医护人员也曾多次组队去省人民医院研习多种诊疗技术，急诊科李云敏医师从省人民医院ICU学习并带回了盲插空肠管技术，使得医院盲插空肠管正确率提高至80%，大大降低了患者返流误吸的风险。

为了满足瑞安市人民群众日益增长的医疗保健需求，突破自身技术瓶颈，瑞医不断探索提升综合医疗水平和服务品质的发展新路径，积极寻求上级医院的合作与支持。近年来，瑞医先后成立瑞金—瑞安胃肠外科联合诊疗中心、上海交大乳腺疾病诊治中心瑞安市人民医院分中心和华山瑞医感染科联合诊治中心，并先后与浙江省人民医院、上海市第一人民医院签订合作协议。在疾病预防、诊断、治疗、康复、教学、科研、人才培养及医院管理等方面，开展全方位的深度合作。瑞医通过"一对一"方式带教查房、专业授课、手把手技术传授，迅速提升本地的医生专业技术，打造一支"本土化"的专家队伍，让老百姓不用再去大城市看病。

"大手牵小手 一起向前走"

家住海安的68岁李大伯，患有关节痛，多年未愈，总跑几十里外的市人民医院的话，行动实在不便。听说瑞安市人民医院专家到塘下人民医院坐诊看病了，连忙赶来。经过几次治疗，李大伯病情大有好转，花费也比去县医院少得多。据戴医生介绍，瑞医来的医生每周都安排一定时间坐诊，合适的手术就在当地医院做。10多天来，他已主刀做了4台手术，其中一台"腰椎骨折后路切开复位椎弓根螺钉内固定术"手术刚刚完成，这种有一定难度的脊柱手术在基层开展在当地属首例。

2017年12月，瑞安市列入温州唯一的省级医共体建设试点，率全省之先出台医共体建设实施方案。瑞医牵手20家基层医疗服务单位，成立紧密型医共体，围绕"把常见病、多发病留在乡镇卫生院"这一中心任务，迅速着手建立双向转诊工作机制，及时有效地做了"加减法"，进一步明确责任，精准接诊，让各类渠道纵横交错、四通八达，让群众看病就医少跑腿、不跑腿、就近跑。启动运行临床检验、医学影像诊断等共享中心，开展消毒中心、心电诊断中心等建设，检验、诊断结果互认。全力打造"双下沉两提升"升级版，将30%的专家门诊号源直接下放至成员单位，变"病人跑"为"医生跑"；开启绿色通道，实现门诊、住院、医技转诊优先预约、优先安排。从门诊转诊到住院预约、医疗咨询，慢病会诊，义诊下乡，逐步实现"大病不出县，小病不出乡"，破解百姓"看病难、看病贵"难题。

瑞医专家到了基层，给乡镇卫生院增加了人气。几个月下来，乡卫生院门诊量、住院人次明显上升。通过一年多的努力和实践，初步建立起了上下联动，合理有序的就医新格局，基层看病就医更方便。2018年，基层各分院门急诊共303.7万人次，同比增长10.9%；出院病人10123人次，同比增长12.0%。

"大病不出县"任重而道远，瑞安市人民医院的经验不但得到业内认可，也得到各级主管部门的肯定。接下来，瑞安市人民医院正在尽最大努力，提高当地医疗水平，让患者不想"出县"，让基层民众在家门口就能享受到优质医疗资源服务。

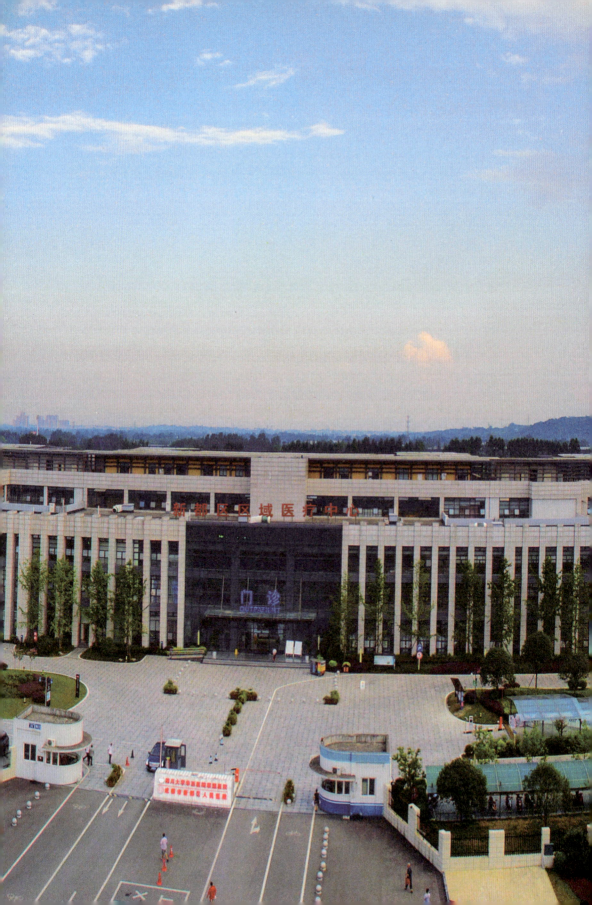

新都区人民医院

新都百姓足不出区可享"华西"服务

文 / 曾小琴 雷思

被誉为"天府明珠"的四川新都区，始建于春秋末期，距今有2800年历史，因宝光寺和升庵桂湖闻名遐迩，为省级文化名城。

作为成德绵经济带重要节点的这个城市，尽管距成都火车站、双流机场仅需30分钟，但看名医难、住院难的问题依然困扰着老百姓。

成都市新都区党委政府坚持公立医院的公益性定位，严格落实"四个责任"，勇担建设"健康新都"的政治责任和改革责任，于2014年7月与四川大学华西医院签订深化合作办医协议，新都区人民医院成为华西医院首家区县级战略性医联体单位。医院以全面深化医改为抓手，坚持"保基本、强基层、建机制"的基本原则，以"华西资源进'三层'"布局，"'三加'模式强能力"施道，积极探索实践现代医院管理制度与分级诊疗制度深度融合创新机制。运行三年以来，在现代医院管理制度建设、分级诊疗制度建设、学科人才建设、改善医疗卫生服务等多个方面取得了一定成效，县级公立医院服务能力显著提升，新都百姓足不出区即可享受华西医院优质医疗资源服务，社区群众足不出乡镇即可享受区级公立医院同质化医疗服务，县域内就诊率达90%以上，基本实现了"大病不出县"的医改目标。

优质资源进"三层"，院内机制焕新生。

谈到怎样让华西优质资源发挥最大效益，新都区人民医院说得最多的就是进"三层"。什么是"三层"呢？医院理事会童愧理事长解释道："一是华西医院派遣管理专家担任理事会理事，进入决策层，提升医院科学决策、智慧决策能力；二是华西医院派驻业务运营骨干担任医院全职业务院长、院长助理，进入管理层，提升医院创新管理能力；三是区医院聘任多名专家教授担任学科主任、名誉主任、首席专家，进入学科层，提升技术水平、学科建设能力。"

与华西合作以来，医院的年门诊量从近40万人次增至73万人次，增幅达

96.51%；住院人数增幅达53.23%，手术台次增幅达51.08%，三、四级手术占比上升至60%，微创手术占比上升至30%；危重病人数增幅达179.74%，危重患者占比上升至20%，药占比降至28%以内，平均住院日下降5.3%，外转率降至0.59%；患者门诊次均费用下降18.4%，药占比降至30%以内。县级公立医院综合改革重点任务十项内容基本完成，对照国家卫计委《全面提升县级医院综合能力工作方案》及《县医院医疗服务能力基本标准和推荐标准》目标要求，填补学科（专科）空白10个，技术项目空白120项，举办国家、省、市级继续教育项目38项，发表论文282篇，科研10项。

"三加"模式强能力 惠及区域和百姓

在"优质资源进入'三层'"后，如何发挥最大效益成为摆在医院领导及科室面前的难题。集思广益，医院因地制宜，量体裁衣，首创探索实践"医联体+理事会""在位+在线""学科+运营"创新医改模式。医联体龙头单位四川大学华西医院下派管理专家团队下沉至医院理事会参与决策与管理，对医院发展提出重要的建设性意见，实现精英智慧共享。华西技术团队"在位"开展临床带教、业务指导、教学查房、学术讲座、科研和项目协作，"在线"通过区域影像阅片中心、区域检验质控中心、区域心电中心等信息化手段将优质医疗资源惠及新都百姓，其中区域影像阅片中心直通车连通理塘，将华西服务延伸至藏区，实现优质资源下沉与共享。华西下派学科主任、首席专家通过"学科+运营"的模式带动医院学科建设，提升运营管理水平，形成适应现代医院发展的目标责任体系、绩效考核体系和长效管理机制，实现了服务效率提升。

"理事会+医联体" 政府主导 智慧共享

医院自2015年推行法人治理结构建设，建立了"理事会、管理层、监事会"三位一体的现代医院管理制度，实施了"基本编制+备案编制"新型岗位管理模式。以战略性医联体为载体，医院在推行法人治理结构建设上迈出了一大步。理事会的成员不仅仅是医院的内部人员，医院还主动邀请了华西运营管理专家，经济、法律等非医疗行业专家担任理事，参加理事会重大决策，实现了政府主导、权责清晰、智慧共享、事业发展。时任健康报社党委书记邓海华评价"新都的医改，就是国家顶层设计和基层探索很好的融合，我们可以对这种模式进行长期跟踪"，并派驻健康报新闻中心副主任孔令敏担任医院理事会名誉理事长。对于新型岗位管理模式，编制外员工道："科室里有没有编制都一样，同工

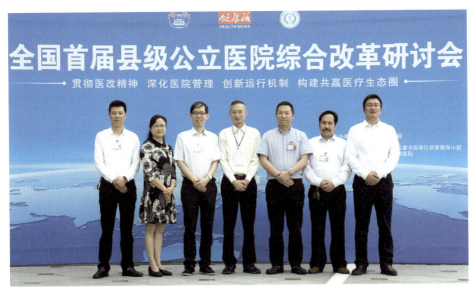

全国首届县级公立医院综合改革研讨会
贯彻医改精神 深化医院管理 创新运行机制 构建共赢医疗生态圈

2015年医院党政班子合影

同酬！""基本编制+备案编制"的推行，使人才结构得到明显改善，呈"橄榄状"分布。全院共有硕博研究生38名、专委会任职专家42名、高级职称95名、5+3规培生41名。

"在位+在线" 路径向导 资源共享

在区医院就可以进行三甲医院才有能力做的疑难手术，这在区人民医院与华西深化合作前，是想也不敢想的事。如今借助华西专家的"在位"指导，区人民医院已经成功完成了以前只能在三甲医院才能施行的部分手术。

家住新都马家镇的张大爷，患有结肠肝曲腺癌，得知华西医院胃肠外科专家王存副教授受聘为医院普外科学科主任，遂来院寻求手术治疗。经普通外科全体医护人员同王存副教授讨论病情后，王存副教授建议行腹腔镜下右半结肠癌根治术治疗。腹腔镜下右半结肠癌根治术属四级手术，手术难度较高，要达到D2根治的效果，不仅需要切除肿瘤区域肠管，进行区域淋巴结清扫，还需要切断数支重要血管，出血风险较大，既是对手术医生技术和体力的考验，也是对手术设备设施的大检验。经王存副教授及普通外科尹华军副主任、刘涛医生的通力配合，历时四个多小时，手术顺利完成，手术失血仅数十毫升，术后患者恢复较好，这是医院普外科完成的第一例腹腔镜下右半结肠根治术。

"与华西建立深化合作关系后，王存副教授坚持每月固定两天来院坐诊和

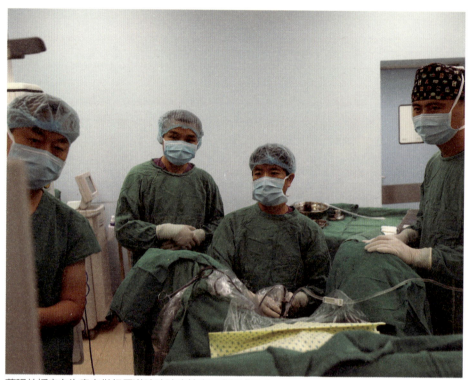

董强教授亲自为患者做经尿道膀胱肿瘤等离子电切术治疗

不定期来院指导手术，帮扶科室学科建设。在王存副教授的悉心指导下，科室发展取得了显著进步，尤其是消化道恶性肿瘤的内镜手术实现了零突破。2017年共开展各类恶性肿瘤手术40余台次，其中胃结直肠癌30余例，与去年同期相比，增加46.7%；同时建立了消化道肿瘤化疗病房，已顺利开展15例共30余个周期胃肠道肿瘤患者的标准化化疗，经过治疗的胃肠道恶性肿瘤患者得到了与华西医院同质化的治疗效果，社会效益显著。"区人民医院普外科主任赵继辉谈到。

除了王存副教授，医院还聘请了华西医院泌尿外科董强、呼吸内科谢敏、消化内科吴俊超、骨科汪雷共计5位专家担任相应5个专科的学科主任，与合作初期聘任的四川大学生命科学学院丁显平、华西口腔医院潘剑、华西医院超声专业马步云等10位名誉主任及首席专家一起进入"学科层"，以"在位+在线"的模式，结合对口学科的实际情况及需求，从学科声誉、技术水平、学术水平、科研能力、人才培养等方面帮扶制定学科发展规划、发展目标及具体措施。

泌尿外科董强教授持续为医院输入华西文化，最具代表的是医师"做人要有四千万"：千山万水，行万里路，读万卷书；千真万确，追求学术论文的真实性，不弄虚作假；千方百计，尽最大努力完成工作；千言万语，在表达能力上下功夫，做好医患沟通工作。同时董强教授还带领泌尿外科开展了医院首例多学科诊疗模式（MDT），并不断深化专科化、专病化的学科发展思路，带动全院各科室逐步开展MDT工作，诊疗质量逐步提升。

在检验科名誉主任丁显平教授指导下，医学检验科分子诊断室开展各类分子诊断新项目1000余例，其中HPV新项目于2017年7月开展，截至12月底，已开展700余例。指导医学检验科于2017年10月成功创建四川省甲级重点专科。

骨科汪雷副教授指导骨科建立疼痛关爱病房，并建立了"学科建设群"，对科内或门诊疑难危重病人的诊治提供咨询和指导。

消化内科在吴俊超教授的指导下，通过流程优化，提高工作效率，缩短预约时间。胃镜检查从预约三天以上缩短至当日即可完成，肠镜从预约7天缩短至24小时内。同时，科室内镜下治疗及手术能力大幅度提升，全面开展经内镜消化道息肉切除术、内镜急诊止血术、内镜食道曲张静脉套扎术、经内镜消化道支架安置术及ERCP、ESD和EMR等技术。

截至2017年底，学科主任、名誉主任们在医院共计工作80.5天，门诊诊疗患者581人，开展手术58例，其中三、四级手术27例，教学查房54次，学术讲座及培训31次，指导疑难、死亡病例讨论48例，开展新技术10项。在学科发展、团队建设、科研提升方面，学科主任和名誉主任提出指导意见和建议66条，并在专家的帮扶下积极落实。

在马家镇社区，58岁的张先生没跑区医院就如愿以偿地享受到了区人民医院专家的诊疗服务。这还多亏影像阅片中心"在线"的远程会诊，如果没有"在线"远程会诊，张先生还要花半天时间到区医院，重新排队拍片，多花将近200元，如果病情复杂的话，还要再到市里医院治疗。现在完全不一样了，老百姓足不出乡镇就可以享受区人民医院专家的诊疗及同质服务，基层的医疗设备全面升级，社区的医生把图片传送到影像阅片中心，由区医院的医生和华西专家远程会诊。吴大爷的病情比较复杂，社区医院通过绿色通道直接把他送到区医院，在区医院内接受了华西专家的治疗方案，现在已经完全康复。"没想到现在看病这么方便，不仅跑路少、费用低，而且在区里就能享受到华西的服务水平，这个医改简直太巴适了。"吴大爷开心得合不拢嘴。

2014年7月，区医院远程医学中心落成，同时设置双向转诊办公室和双向转诊服务部，开通预约华西医院专家门诊、转院住院、急诊入院等转诊绿色通道；上转首选华西医院。通过远程会诊平台，华西医院医生可以分析区人民医院患者病历资料，为其出具诊疗方案；凡符合上转华西医院住院条件的患者，可以通过双向转诊绿色通道转入华西医院。截至2017年底，华西医院通过"在线"渠道开展远程教学1493次，接受远程教学15525人次，远程会诊465例，并实现通过远程会诊直接上转华西医院住院近200例，广泛覆盖内、外、妇、儿各专业，新都区老百姓不出家门，即可享受华西医院的优质服务。

"学科+运营" 目标引导 机制设计

"学科+运营"是具体落实《国务院办公厅关于建立现代医院管理制度的指导意见》（国办发〔2017〕67号）的有效抓手。医院聘任华西教授担任学科主任，并以专科协作为纽带，组建区域特色专科联盟，已加入华西卒中、急诊、康复、耳鼻喉、检验等专科联盟，形成补位发展模式，重点提升重大疾病救治能力，并辐射引领区域内其他区级乡镇各级医疗机构的技术提升与事业发展。聘请管理专家担任职能部门指导教授，按照项目制管理帮扶医院建设学科运营目标责任体系和绩效考核体系，按照现代医院管理制度全面帮扶医院构建长效管理机制，成为专科发展的引擎，为医院的发展提供着源源不绝的动力。在"学科建设+运营管理"深度融合的管理模式下，职能部门主动下沉临床，开展学科建设与运营管理联合查房，快速有效地解决了科室的人力资源、后勤、设备、技术等发展遇到的瓶颈问题。

医院探索实践项目制管理机制，与四川大学华西医院管理研究所签订"医院管理咨询项目"协议书，共同探索实践以公益性为导向、以岗位管理为基础、以工作量为前提、以难度系数和质量安全为核心的基于医院战略规划、学科发展、职业成长的分职系、分岗位、分层级的绩效管理体系，现代医院管理制度建设雏形初成。

2015年，国家卫计委直属健康报社联合四川大学华西医院主办的《全国首届县级公立医院综合改革研讨会》在新都区人民医院召开。2016年，医院提前完成了创建国家三级乙等综合医院的目标，区卫计局正式授牌"新都区区域医疗中心"。2017年，医院与四川大学华西医院联合选送的"大型综合医院运营管理模式在县级公立医院应用实践"案例荣获"2017年中国医院管理奖"全国唯一金奖。在"第四届中国县域卫生发展论坛暨全国首届医联体建设大会"上，新都区荣获"中国县域医疗改革领导力奖"，医院荣获"优质资源下沉标杆医院""中国县域医院管理创新奖"等。

"现代医院管理制度与分级诊疗制度建设的深度融合和创新探索，有效推

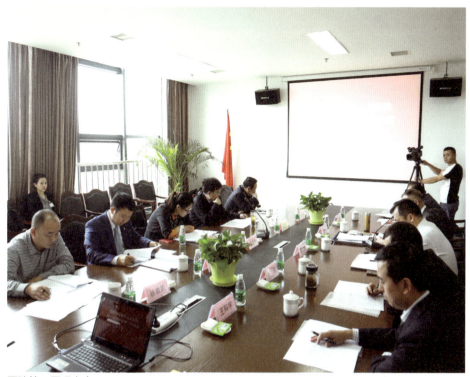

医院第一届理事会

进了医院治理体系的变革及医院管理法制化、科学化、规范化、精细化、信息化的进程，极大地激发了医院的内在活力，实现了用现代医院管理制度架桥、以分级诊疗制度筑路，建共同共享大平台、聚优质资源大智库！"医院院长古翔儒满怀信心地说。

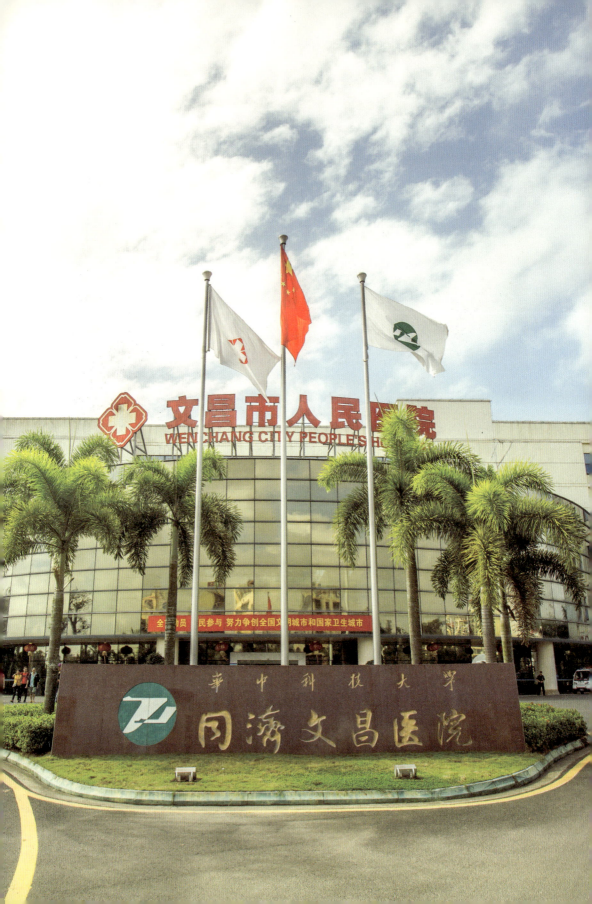

文昌市人民医院

跨省托管强基层

文 / 于丽 林彬 雷思

　　文昌市地处海南岛东北部，因宋庆龄祖居和美食"文昌鸡"远近闻名。作为海南滨海旅游城市，文昌尽管有人文、区位、经济发展优势，但是一直没有形成医疗优势。

　　始建于1950年的文昌市人民医院，是一所三级综合医院，也是该市最好的医院。但因设备陈旧、技术落后，当地人得了重病多到60公里外的省城医院去看。"小孩上学到文昌，家人有病到海口；游客观光到文昌，'候鸟'购房到琼海"，是当地流传的民谣。

压力与机遇

　　近年来，由于国家航天发射中心建在文昌市龙楼镇，文昌市人民医院还肩负着航天发射的医疗保障任务。因此，提高医疗水平，让老院脱胎换骨的重任迫在眉睫。鉴于此，海南文昌市人民政府跨省求助，希望委托湖北省武汉市的华中科技大学同济医学院附属同济医院托管文昌市人民医院，期盼借助这一百年老院、名院的优势，打造一所软硬件全新的县医院。

　　2014年5月12日，时任华中科技大学党委常委、同济医院党委书记的陈安民在签约仪式上表示，力争把这所二甲医院，创建成三甲医院，并打造几个省级重点专科。2014年11月28日，华中科技大学同济文昌医院正式挂牌，托管期5年，时任同济医院党委副书记的刘正湘跨省出任首任院长。2018年8月，华中科技大学同济医学院附属同济医院肿瘤中心夏曙教授接任党委书记兼院长。

要输血 更要造血

　　万事开头难。在获准行使医院的行政管理权、人事调配权和经营决策权后，首任院长刘正湘首先考虑的是，如何尽快将科学的管理模式、先进的医疗技术和理念、优秀的人才输入到这所偏远的基层医院。领导班子会议上，刘正湘提出："要把同济的基因克隆到文昌，不仅要输血，更要造血。"

随即，大刀阔斧的各种改革举措纷纷出台——

一是请同济专家团队常驻文昌，通过零距离、手把手的"传帮带"，提升各科人员的医技水平。同济医院选派的专家，覆盖妇产科、泌尿外科、神经外科、心胸甲乳外科、骨科、心内科、消化内科、感染科、小儿科、放射科等。如何做好"大帮小"，专家团队总结了"四步法"：从主刀时手把手指导，到当助手，再到放手不放眼让他们独立操作，直至在病房"待命"随叫随到。胆大心细地指导，有效提升了当地医务人员的业务水平和医院综合服务能力。

二是选送医务人员分批到同济医院及国内各大医院进修。目前，该院放射科、麻醉科、手术室、胸外科、普外科、儿科、妇科、ICU、心内科、消化内科、呼吸内科、肾内科、口腔科、B超室、检验科、心导管室等130位医护人员，在开了眼界、长了本事归来后，都在临床一线大显身手。而同济医院对托管的文昌市人民医院进修医生，不但来者不拒，还免收学费。

三是举办各种高端学术论坛打开脑洞。《海南省医学会妇产科学术会议暨同济文昌医院首届妇产科学新进展论坛》《国际尿石症联盟文昌高峰论坛》以及由陈孝平院士领衔的《2017年全国肝胆胰科主任论坛》等各种学术交流相继在文昌市人民医院举行，在二甲县医院开了举行高端论坛的先河。为开阔眼界，医院从托管至2018年年底邀请国内外专家开展学术讲座174场。

四是聘请美国国家科学院和人文与科学院双院士多拉德·威尔斯·蒲发夫为名誉院长，推进医院国际化发展进程。

2015年，在同济医院专家的指导下，该院共开展了51项新技术、新业务；2016年，医院各科再接再厉勇攀技术高峰，拿下了43项新技术，开展新业务新技术113项。其中不少是省内首次开展，有些还达到了国内外先进水平。

心胸甲乳外科在同济专家魏翔教授指导下，成功开展了二尖瓣置换和三尖瓣修补术，掀开了该院心脏外科的第一页；泌尿外科在郭小林教授、詹鹰博士指导下，分别成功实施了海南首例双子星钬激光前列腺剜除术、省内首例智能控制灌注吸引下经皮肾镜钬激光碎石取石术（PCNL）；神经外科在雷霆教授指导下，运用微创手术完成了该市第一例巨大脑垂体瘤摘除术；心内科在王炎教授指导下，利用计算机3D成像技术，率先在省内开展了国内外领先的零射线射频消融术，并率领他们成功实施了省内有的大医院还没开展的ICD（埋藏式心律转复除颤器）植入术；消化内科在同济专家王波和李德民副教授等帮助下，开展了胃食管静脉曲张套扎术、经内镜逆行性胰胆管造影术等新技术，特别是成功抢救因贲门撕裂导致消化

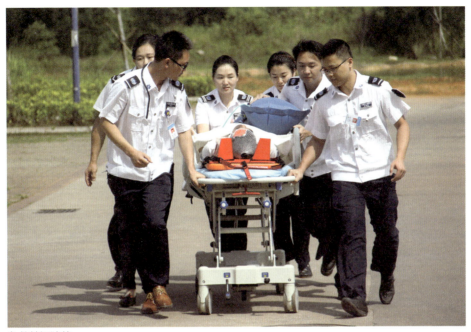

急救转运演练

道大出血的消防战士，赢得了社会各界一致好评。

不仅是同济团队在引领，来自深圳市人民医院介入科的主任陈旭东，也被请到同济文昌医院，与同济文昌医院介入微创诊疗中心学科带头人窦永充教授共同为肝癌患者顺利完成了省内首例"碘125放射性粒子植入术"。这一被誉为"体内伽玛刀"的手术，再次刷新了海南微创治疗的纪录。而从湖北引进的妇产科主任沈方方与介入微创中心窦永充教授联手，把"子宫瘢痕孕囊灭活+双子宫动脉栓塞术"引入该院。这种不开刀、不切除子宫的DSA介入疗法，给剖宫产后在瘢痕处妊娠的妇女带来了福音。更让人兴奋的是，2016年，海南省卫计委批准该院开展人类辅助生殖技术，同济医院生殖中心专家入驻文昌市人民医院开展指导工作，到目前为止，在同济文昌医院生殖中心成功受孕者近60人，2018年9月，同济文昌医院诞生首例"人工授精"受孕的宝宝。

多项高精尖技术在临床的成功运用，彰显了医院的综合实力，患者明显回流。自同济医院托管以来，危重患者回流逐渐增多，乃至周边县市，甚至海口市的病人都慕名来该院就诊。2014年往上级医院转诊1660人次，2015年降至809人次，2016年降至490人次，2017年降至336人次，2018年仅为308人次，逐年递减。百姓不出县城就能享受到大医院的优质医疗服务，同济医院托管的结果真

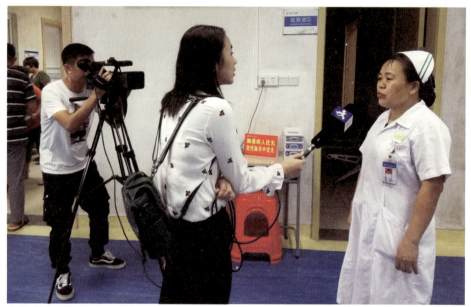
华中科技大学同济文昌医院注射室护士符燕照顾患者的感人事迹吸引媒体前来报道

实地展示了"文昌样本"。

大手笔绘就发展蓝图

　　走进同济文昌医院，你会惊叹这里的内外环境和硬件配备。绿树掩映的新院区病房内，安装了有助空气消毒净化、防止传染的层流装置。超声科拥有15台国际顶尖的彩超设备，放射科配备了德国的3.0T磁共振仪，导管室使用着国外1250毫安的血管造影机……令许多大医院也自叹不如。"要买就买好的，不能软件提高了，硬件上不去。"院领导的大手笔，改写了老院设备不齐、落后的历史，使全院上下信心倍增。

　　基层医院，麻雀虽小，五脏俱全。但按照大医院的过细分科，往往吃不饱，或难以支撑大手术或复杂病例。因地制宜，锐意改革，相关科室果断进行了重新组合。心胸甲乳外科主任林明飞感慨："我们率先在省内开展了甲状腺腔镜手术，避免了患者术后颈部'自杀式毁容'的疤痕，已成为大多数患者的选择和外院参观项目。"而他本人2015年11月成功救治的一位心脏破裂患者，也得益于科室的整合。对死亡率高达85%的心脏刀刺伤患者，他们成功实施了文昌首例心脏修补术，一切有条不紊，如行云流水。"学科打通了，优势互补，小医院也敢做大手术了。"林主任谈笑中洋溢着自豪。

2015年春从湖北引进的心内科主任张腊喜感受最深的是，新领导有战略眼光，为抢占制高点舍得投入。以前医院不能做经皮冠状动脉介入治疗（PCI），院领导果断拍板创建导管室，2014年12月开工，2015年1月就启用了。2016年仅急性心肌梗死急诊PCI就完成了78台，2017年完成急性心肌梗死急诊PCI手术123台，成功率为98%，最高龄的急性心肌梗死患者92岁。另外，医院还顺利实施了冠状动脉左主干病变、复杂性分叉病变等高难度手术。2015—2018年共计完成心血管介入手术1900台，该院心血管介入技术从零开始，一跃在省内名列前茅。不仅省内，连内蒙古、河南、河北、四川、北京这些居住在海南的"候鸟"患者也慕名前来。2018年该院医疗业务收入达34342.9万元，比2017年增加150.6万元。

令人瞩目的还有医院国际水平科研平台的搭建。2015年10月，同济文昌医院邀请美国华裔医学博士姚大纯担任医院医学基础与临床研究中心的主任。包括提供课题设计思路、专利申请、科研和学术讲座、指导医务人员完成每年不少于2篇SCI论文。2016年，医院不但实现了SCI文章零的突破，还在海南省内独领风骚，发表的两篇SCI文章影响因子（IF）分别高达6.3及5.8！

几年来，通过"内引外联传帮带"以及"筑巢引凤""借鸡下蛋"、运用互联网+等多种形式，该院的综合服务能力全面提升，有力推动了优质医疗卫生资源下沉。

优质低价服务才能留住病人

把患者留在基层，高水平的医疗服务和相对低廉的价格是关键。为解决百姓"大病不出县"的问题，同济文昌医院在托管的几年里，逐步实现着这个目标。

如何做到优质？名院托管不是名医看病。要把大医院的资源实实在在沉淀下来，必须通过"授人以鱼不如授人以渔"的理念创新、管理创新和科技创新。以管理为例，托管后的同济文昌医院严格开展全成本核算，每年减少不必要的各种开支约200万元，让"跑冒滴漏"无处遁形。同时，各科室主任实行严格的绩效考核。一句话，该放开的放活，实行多劳多得；该管的管严，不留情面。许多业务骨干感慨，医院的放手和激励政策，使他们从以前悠闲的状态，进入"热血沸腾，工作到深更半夜"的状态。

而对患者，医院则倾尽全力做好服务。能让利绝不加价，能便民绝不刁难。一位甲状腺癌患者，省内大医院建议他去北京、广州手术，需要花费约10万元，结果在该院仅用5000多元就顺利出院。许多急危重症和疑难杂症患者感叹："同济文昌医院就像咱家门口的医院，省时、省事、省钱，方便又放心。"

《国务院办公厅关于推进分级诊疗制度建设的指导意见》提出，县级公立医院是分级诊疗的关键环节。到2020年要实现分级诊疗制度基本建立，到2017年基本实现"大病不出县"。作为我国首批县级公立医院改革试点医院，海南同济文昌医院的托管实践，证明"大手拉小手"的做法，可行可学。

据统计，同济文昌医院业务工作量增长速度、新业务新技术开展数量和业务收入增长速度，均居海南省医院系统第一。2017年，全院门诊人数达482541人次，与托管前2014年的356841人次相比增长了35.62%；出院人数为30621人，与2014年的21549人次相比增长了42%；年手术量为5739台次，比2014年的2806台次增长了104.52%；2017年医院医疗业务收入为34192.3万元，比2014年的19812.8万元增加14379.5万元，同比增长72.57%，实现了医疗工作量及主要医疗指标持续增长。

抓住"科教兴院"龙头，该院实现了医教研工作同步发展。2015年医院申报省卫计委科研项目3项、省自然科学基金面上项目2项，均通过立项；2016年全院医务人员共发表论文20篇，申报省卫计委科研项目4项、省自然科学基金面上项目2项；2016年11月，该院成功注册为国家自然科学基金依托单位。

2016年6月25日，长征七号运载火箭在文昌航天发射场首飞后，该运载火箭副总指挥张涛一行专程来到同济文昌医院，将中国运载火箭技术研究院精心制作的"火箭发射试验队保障医院"牌匾送给他们。

2018年3月，同济文昌医院在全市30家卫生院建成区域心电诊断平台，10家卫生院建成区域影像诊断平台并投入使用。2018年11月，同济文昌医院与同济医院建成了远程影像诊断平台，下一步同济文昌医院还将与同济医院共建远程心电诊断平台。医院还成立了胸痛中心，全力打造文昌市"一小时急救网"。两个平台已完成远程会诊心电诊断结果5529例，影像诊断结果2540例。此外，同济文昌医院还通过派驻专家到基层坐诊、开展教学查房等方式将优质医疗资源下沉到基层，对卫生院进行对口帮扶，有力提升了卫生院的诊疗能力。通过医联体内帮扶建设，基层卫生院发展速度显著提升。

同济文昌医院助力健康扶贫工作，按照中央、省、市有关要求，医院紧紧围绕让贫困人口"看上病、看起病、看好病、少生病"目标，发挥医院自身优势，落实"先诊疗后付费""一站式结算"、大病专项救治等各项健康扶贫举措，切实减轻贫困人口就医负担，同时积极组织医务人员赴基层开展义诊活动，受到当地群众的好评。

同济文昌医院把党建工作列入医院章程的重要位置，在院党委书记、院长夏曙的领导下，切实履行抓基层党建工作主体责任，认真贯彻执行中央和上级党组织

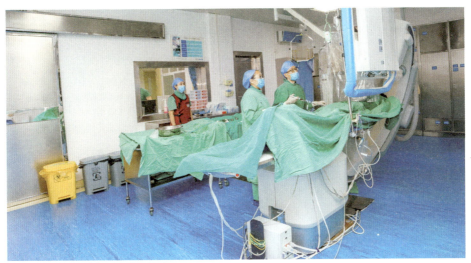
华中科技大学同济文昌医院导管室

关于基层党建工作的决议、决定和指示。落实书记带头讲党课，书记带头深入科室宣讲党的十九大精神、宪法修正案等，进一步建立健全落实党风廉政建设"一岗双责"制，坚持集体领导与个人分工负责相结合、"一把手"负总责、谁主管谁负责的原则，扎实推进"两学一做"学习教育常态化制度化，部署研究制定了"两学一做"学习教育常态化制度化工作方案、督查指导方案及年度学习计划，逐步推进"勇当先锋、做好表率"专题活动，认真落实各项重点党建工作任务。

据不完全统计，同济文昌医院自托管以来，在中央电视台、新华网、中新网、中新社、《健康报》、海南电视台、《海南日报》《湖北日报》《南国都市报》、海口广播电视台、文昌广播电视台等各级媒体报道及转载累计达1500余篇次，平均每天有一篇次以上同济文昌医院的新闻报道，构建了全方位多层次立体式宣传渠道。

当地政府评价，同济文昌医院脱胎换骨、喜报频传的变化，创建了"跨省托管"强基层的崭新模式，为当地培养了一批带不走的医疗队伍，有效地缓解了当地老百姓看病难、看病贵、看病不方便等问题，促进了患者大量回流基层，实现了社会效益与经济效益的同步增长，增进了文昌老百姓的健康福祉。

2019年9月，同济文昌医院将迎来三级甲等医院的评审。夏曙表示，医院将以不忘初心的胸怀，以砥砺前行的姿态，用心谱写医院发展的新篇章，为加快建设海南自由贸易试验区和中国特色自由贸易港贡献力量。

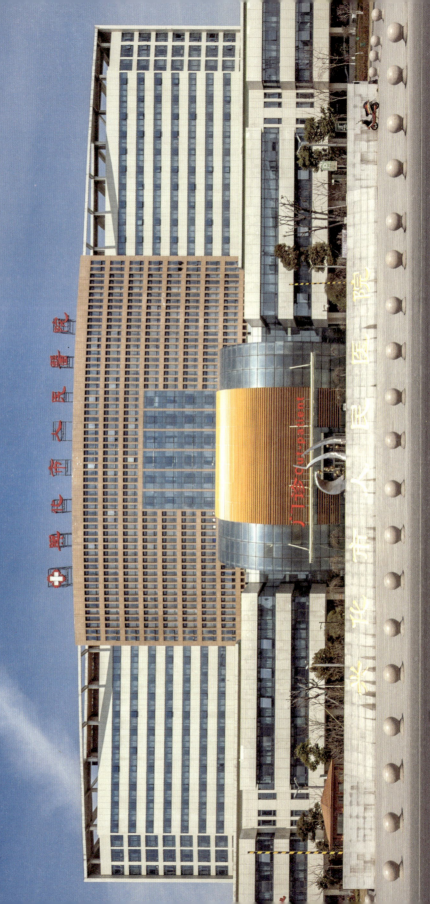

兴化市人民医院

兴化病人兴化治 疑难杂症不出市

文 / 王玉芳 郑莉丽

来到江苏省兴化市，一座布局巧妙、流程合理、智能化、人性化的现代化医院，吸引了人们的视线。这所从规模上丝毫不逊于大都市大型医院的县级医疗机构，作为县里的龙头医院，在兴化市实现"将县域内就诊率提高到90%左右，基本实现大病不出县"方面，发挥了举足轻重的作用。

曾几何时，拥有158万人口的江苏省兴化市，医疗机构基础设施陈旧、发展滞后，患者不满意，政府不满意，医务人员同样不满意。如何打破这种恶性循环？2007年，兴化市人民医院领导班子审时度势，在认清自身发展存在的各种问题后，果断提出了"兴化病人兴化治，疑难杂症不出市"的奋斗目标，"十年磨一剑"，探索出一条"全员参与的现代医院管理"之路，短短十年，医院从本地区同级医院的"老末"，上升到全国县级医院的第35位。

全员参与 营造开放氛围

这条路走得漫长而又艰难。时间倒回十年前，那时的兴化市人民医院无论是就医环境、整体硬件条件，还是人才、技术、管理等软件环境，在本地区的县级医院中都垫底。

一个底子如此之薄的医院，如何才能发展起来？思虑再三，他们觉得困境中的兴化市人民医院首先要做的是，在"差人一等"的压力中理清思路，规划愿景，并把"成为一家有影响力的三级医院"定为瞄准的目标。何谓有影响力的医院？相比业界更多地将影响力与技术、人才挂钩的解读，他们更偏向于从医院整体发展的角度来理解，除了医疗技术、人才外，就医环境、医院建筑、就医流程、管理、服务都关系到医院的影响力。

理清思路后，他们所做的第一步工作就是要让员工认识到医院与知名县级医院之间的差距，让大家意识到医院的发展与每个人都息息相关。当时他们就确立了"全员参与"的思想，在压力中寻找差距。

为此，医院马不停蹄地推出一系列举措：带领中层干部和职工到江苏、浙江的知名医院参观学习，寻找差距；全院开展"告别陋习强素质、规范行为树形象"主题活动；让每个员工写出十个关于医院不合理流程的现象，开展流程再造、提高效率；让每个员工讲十个安全隐患，从成本角度检查浪费行为……让每个职工都参与到医院管理当中去。

现代医院管理关注的是整个医疗的全过程，管理的核心指标应该是保证运行的质量。因此在管理中，他们实行了"院内三解三促"，即每个医院院领导带着一个职能科室挂钩3—4个病区，然后再挂钩一个医技科室，使医院的整个管理呈扁平化、垂直化，形成上下联动、合纵连横的模式，兼顾医院运行效率和效益。在这样的管理雏形渐成后，他们又将目光投向了医院发展。

在医院住院条件和医疗条件有限的局面下，全院上下统一了思想——主动出击，自筹资金建新院。恰逢国家大力扶持县医院的好时机，借政策东风，医院自筹资金，历时4年，投资6亿元，一座12万多平方米的现代化医院建筑群建成投用，布局巧妙、流程合理，现代化、智能化、人性化的诊疗环境极大地改善了就医环境。至此，在软硬件的相互支撑下，医院迎来了大发展。从2007年到2017年，医院年住院人次上升了199.12%，手术台次上升了153.36%，业务收入上升了417.45%。

学科谋局 临床专科化

同样，通过一轮密集式的行政查房，在摸清家底、查找短板的基础上，他们又同步谋划着补上另一短板——学科建设。

2007年，医院对原有的学科进行了细分，将学科划分为二级学科和三级学科，实现临床专科化，这在当时的县级医院中是比较早的。划分学科以后，每个骨干医生都有了一个专业突破的目标，且临床经验积累周期大大缩短。以乳癌为例，如果不实行临床专科化，好的外科医生可能一年做10个相关手术，10个医生加起来则为100例左右；临床专科化后，所有的乳癌患者都集中给一个医生做，一年能做100例。这样用一年时间做了之前10年才能达到的量，医生成长、经验积累周期大大缩短。正是基于此，之后的兴化市人民医院临床水平有了翻天覆地的变化——11个专科建成泰州市重点专科，1个专科建成省级重点专科建设单位，7个学科进入全国县级医院30强。

教学科研 打造学院型医院

在国家一系列改革政策扶持下，近几年县级医院发展呈现欣欣向荣之势。与

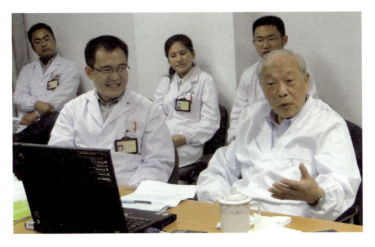

国家最高科技奖获得者、兴化籍院士王振义（前排右一）来院讲学

此同时，随着医改的深入推进，特别是医药分离等政策的陆续出台，县级医院发展逐渐进入瓶颈期。学科建设做了，基础设施优化了，硬件条件改善了，发展却踟蹰不前。临床教学和科研能力成为县级医院发展最大的瓶颈，这是所有县级医院都容易忽视的一个问题。医院在量上达到一定的程度后，要想再上等次，成为一个有影响力的县级医院，必须要在教学和科研上下功夫。根据这一思路，2015年以来，医院就根据实际情况作出战略调整，把医院从规模效益型向学院型转变。

长期以来，医学科研工作多由医科大学/医学院附属医院承担，县级医院在医学教研上仍存在巨大的困难。要想成为学院型医院，医院首先得成为医科大学/医学院的附属医院、临床学院。目前，兴化市人民医院已经成为两所医学院的临床学院、两所医学院的附属医院以及两所医学院的教学实践基地。他们想通过教学让医生做好'双师'——不仅做好一个医师，还能做好一个教师，教学相长，以教促学。带教的过程，触发学生对前沿医学的了解和学习，也促进医生在科研方面下工夫。

与其他县级医院仅有实习生不同的是，兴化市人民医院将医学院的临床教学课程都放在了医院，五年制临床医学，有两年教学课程都在兴化市人民医院完成。医院现有兼职教师168名，教授21名，硕士生导师12名，200多名在院上课的医学生，每年接受各专业实习同学400余名，教学型医院逐渐成形。2018年医院还获得了扬州大学医学院"学霸实习点"的美誉。

管理路径 理念结合实践

医教研的发展，有赖于管理水平的提升。有了学科建设、教学，甚至科研，

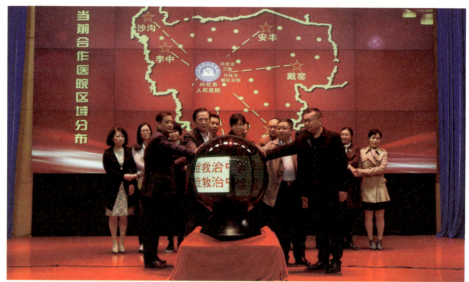

"五大中心"成立

还远远不够，管理才能真正出效益，作为公立医院改革的重要组成部分，现代医院管理制度是支撑医院长远发展的内涵。这一点，在兴化市人民医院的管理中得到了淋漓尽致的体现，主要集中在以下几个方面：

一是全员管理模式。以考核体系建立为例，兴化市人民医院不从单个考核出发，而是通过全员管理，让每位员工参与到医院管理建设中，让职工感受自己处在一个公平公正的管理状态之下。在个人成长上，医院中层以上干部的选拔任用一律公开竞聘上岗。

二是从绩效考核迈向绩效管理。通过十年时间，建立了一套以"工作量、工作强度、日常行为、工作质量、行风建设"为主体框架的四维度绩效考评体系，实现了日有评价、月有考核、年有评比、人人有积分的阳光评价。部分科室、相同岗位人员的绩效工资金额相差2—3倍，改变了部分科室分配与付出不匹配的现象；日常考核结果与个人医德档案考核、评先评优、职称晋升、职务竞聘、外出学习进修等挂钩；而先进集体的评选则改变以往无记名投票的方式，通过30余项指标量化考评积分，真正体现了公平、公开、公正，激发了员工工作热情，充分调动了员工的积极性，实现了从绩效考核向绩效管理的跨越，再向绩效体系建立迈进。

三是监管信息化。现代医院管理不仅需要调动部门以及个人的积极性，还需要撬动整个医院的医改积极性，这一点在药事管理上体现得尤为明显。药事管理是医院管理的难点，也是焦点。医院天天抓药事管理，但显然单靠医务人员的自觉性是无法解决药事监管问题的，用一个日常管理的方式去管理一个实时常态的工作，肯定是不靠谱的，在这么一个大样本、大数据的情况下，没有信息化支撑将寸步难行。为此，兴化市人民医院适时研发"阳光用药监管平台"，将规范通过信息平台提醒达到自律，让每一次用药行为都处在平台的监管之下。

过去，处方合格率是管理难点，因为每张处方用人工去翻阅时间成本太高。而如今在信息化的支撑下，处方合格率达到99.99%。医院"阳光用药平台"获省纪委创新项目二等奖，并在泰州市二级以上医院中全面推广。

人才培养 不为所有但为所用

人才短缺问题，一直被称为阻碍县级医院发展的头号"杀手"。要达到"将90%病人留在县级医院"的目标，不管是管理、科研，还是学科建设、临床教学，最终解决方案都需落实到人才上。

兴化市人民医院也不例外。在医院向前发展的过程中，人才的短板问题越来越突出。虽然花了很多的努力，但是从2007年到2018年的十余年时间里，医院博士及在读博士仅7名，硕士研究生仅129名，引进的人才也只有130多名。尽管这个数字在县级医院中已属前列，但与理想的人才梯队相比，依然有不小差距。

一个不争的事实是，在县级医院，核心人才往往一个人能引领一个学科。2008年从浙江引进一位首席介入科医生，将医院介入科带入江苏省三级医院前列；2012年从河南引进一位手足外科人才，该学科立马建设起来；2015年引进一位生殖医学人才，建立了生殖科，当年就成功助孕36例……

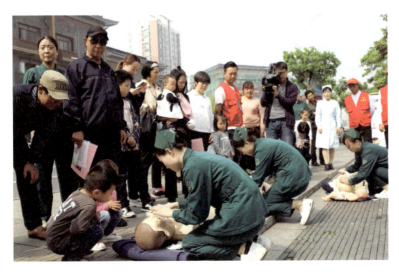

全民CPR
培训广场宣传

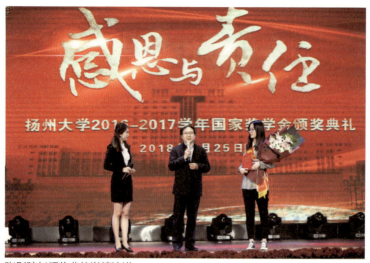

张彤院长颁奖典礼激情演讲

　　地域造成的医疗资源配置，对医疗人才的流向有着巨大的影响。处于底端的县级市，对人才的吸引力有限。对于县级医院而言，能引领学科的核心人才都是可遇不可求的。为此，兴化市人民医院采取"不求为我所有，但求为我所用"的人才战略——能引进的尽量引进，实在引进不了的则退而求其次，"为我所用"即可。

　　他们跟全国知名的专家进行点对点的挂钩，让他们定期到医院来坐诊。这与其他大多数医院采取的"临时请专家到医院会诊"的模式截然不同。点对点挂钩专家坐诊是长期的，且专家来了之后还手把手地带教医院医生，查房、手术、讲学等也包含在内。这对整个医院学科建设、人才培养起到了很大的助推作用。

　　数年的锤炼，锻造出一批拔尖型人才：急救技能大赛上，他们捧回了2018年全国"特等奖"、2016年江苏省"红十字应急救护能手"奖。2016年省三级医院医务人员"三基"考试，医院合格率为100%，平均分名列全省第六名。院感管理中1项案例获全国三等奖、1个改进项目在全国感控年会交流。在2017年全省医疗安全专项检查中，名列三级医院第八名；2017年全省三级医院检验项目专项检查中，名列本地区第一名。

分级诊疗　做活全市医疗"一盘棋"

　　医院牵头成立了医疗联合体，组建新区分院，托管2家二级医院，挂牌了6家分院，与26家乡镇卫生院建立了双向转诊关系，同时在分院设立"120"急救分中心，通过派遣具有法人地位的管理者入驻、职能科室一对一渗透、临床科室自主安排专家坐诊等举措，全面落实双向转诊，建立绿色转诊通道，促进急重症病人上转和康复患者下转，实现医疗集团内部的同质化管理。在医联体内部，通过开展形式多样的文体活动，营造归属感和荣誉感，凝聚医联体成员之间的感情，形成强大的向心力，实现医疗集团内部的同质化文化，将对群众健康的使命和责任感聚集在一个共同体下，推动医联体全面协调发展。

医院病人孕产妇危急重症救治中心、新生儿危急重症救治中心、胸痛中心、卒中中心、创伤中心相继挂牌成立，提高了救治成功率。医联体内心电网络中心、病理中心、超声影像中心、远程会诊诊断中心的建立，推动检查结果互认，增强了互联互通。目前在建的兴化市卫生网络平台，将在区域内建成影像、心电、检验、病理远程诊断中心，推动市内各医院的共同发展，形成全市的健康大数据，实现区域内及时、便捷、高质量的分级诊疗。一系列改进举措，综合效益显现，合作医院的运营进入良性轨道，区域化作用凸显，诊疗能力得到显著提升，保障了大部分病人不出市就能得到有效治疗。医院向上引智造血、向下扶持输血，造福一方的医疗大格局正初步形成。

全国百姓放心医院、中国医疗机构公信力示范单位、国家级节约型公共机构示范单位、江苏省文明单位、江苏省厂务（院务）公开民主管理先进单位、泰州市文明标兵单位、泰州市"无红包医院"创建活动先进单位、泰州市首批医德医风示范医院等，一个个硕果记录了兴化市人民医院在"让家乡的百姓在家门口就能看好病"奋斗的历程中所付出的心血与努力。

两次获得全国品管圈大赛大奖；四个管理案例入选人民卫生出版社出版的《医院院长手册》《院长医院管理实战指南》在全国推广；医院建设、学科、信息化、科学管理、分级诊疗等方面的经验被《健康报》《医院报》等国家级传媒广泛报道，一次次走进国家级讲坛，吸引了数千国内同行关注的目光，并受邀走出江苏，在全国各地分享。勤耕不辍、创新不止的兴化市人民医院，十年改革发展，结出了累累硕果。

不断满足人民日益增长的美好生活需求，这是改革开放的初心；"病人满意、员工爱戴、社会认可、同行尊重"是兴化市人民医院的初心。"强自身、提能力，让90%的病人在本市看好病，成为省内有影响力的三级医院，跻身全国县级综合医院第一方阵！"这是他们新的梦想。

"大鹏一日同风起，扶摇直上九万里！"愿兴化市人民医院继续乘着改革的东风，不忘初心、逐梦而行，提升兴化百姓健康获得感，为建设"健康中国"贡献出自己的光与热！

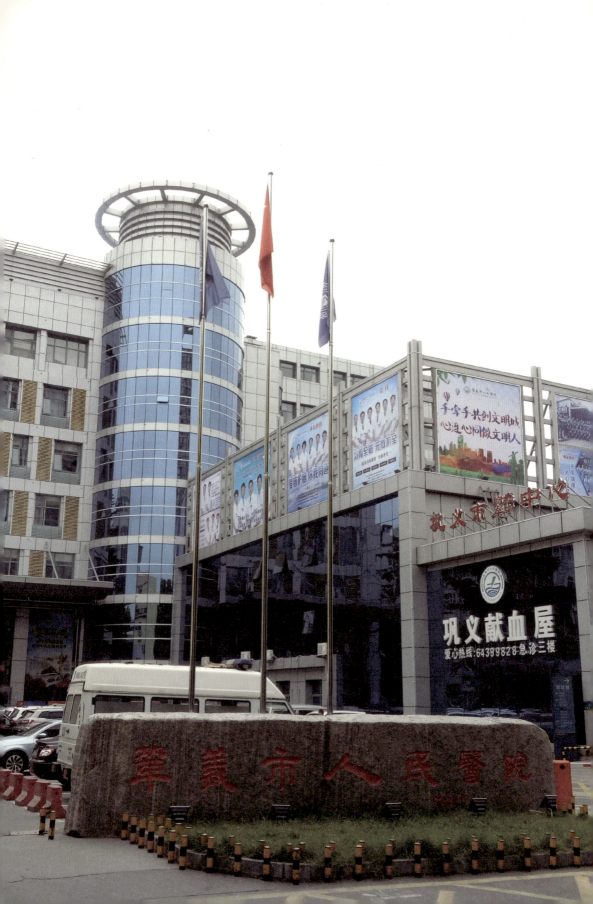

巩义市人民医院

三招致胜 打出漂亮的组合拳

文 / 叶晓 闫晓波

地处中原腹地的巩义，因曾是千秋诗圣杜甫的故里，平添了几分韵味与豪气。这片神秘的土地，河洛（黄河、洛河）交汇，嵩邙（嵩山、邙岭）对峙，更有女娲造人补天、伏羲演八卦等传说，成为华夏文明一笔巨大的历史文化财富。

沧海桑田，世事变迁。新时代的巩义人民继承了底蕴深厚的河洛文化，以"团结奋进、敢想敢干、开放兼容、创新发展"的巩义精神，续写着一个个传奇——连续多年入选全国综合实力百强县，荣膺全国文明城市和中国最具幸福感城市等殊荣。

护佑着巩义83万百姓健康的巩义市人民医院，近年来在院长乔来军的率领下，与1600多人的团队一起，连续打出了"借梯登高、远程医疗、人文建院"的组合拳，使全市近年来县域外转诊率始终低于10%，不仅实现了"大病不出县"的目标，也探索出了县域卫生崛起的路径，成为中原优质医疗资源下沉的范本。在"2018中国医院竞争力·县级医院100强"榜单中，巩义市人民医院位居83名。

借梯登高 铸就区域医疗中心地位

2018年11月16日，河南省中医药研究院巩义市人民医院医联体合作启动仪式隆重举行。接过医联体成员单位的牌匾，乔来军院长欣喜地说："两院协作的新篇章从此揭开，中医研究院的专家将定期下来坐诊、查房、会诊、带教，巩义市人民医院的中医学科将走上发展的快车道，振兴中医、中西医结合在巩义将落到实处。"

一个好汉三个帮。为加快发展步伐，近年来，巩义市人民医院主动到上级医院求助。医院2012年成为河南省肿瘤医院协作单位，2014年与河南省人民医院建立了互联智慧分级诊疗协作关系，后又与郑州大学第一附属医院结成数十个专科联盟，促进多学科稳步发展。

名师指路走捷径，制度保障须先行。为了促成更多上级专家稳定地来院指导，从2015年起，医院建立了规范的客座教授聘任制度，明确由院方承担专家手术

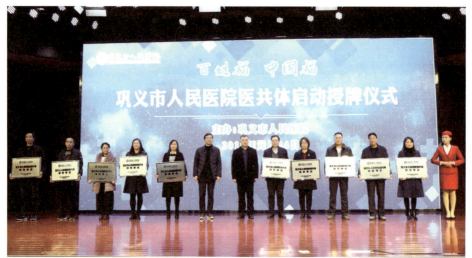

2018年1月24日，巩义市人民政府副市长刘军杰、卫健委主任白利亚为医共体成员单位授牌

费用和开展新技术的风险，解除医患的后顾之忧。

筑好巢引来金凤凰，继与省内知名院所合作后，2018年5月12日，医院又与北京的名院专家团签约，一号难求的国内专家，竟然每周都不辞辛苦走进该院。客座教授制度运行3年以来，有力推动了各专科的建设，神经内科、心内科、骨科、麻醉科先后成为河南省县级医院的临床重点专科；通过手术示教和教学查房，医院2018年全年三、四级手术量已占全部手术的47%，处理疑难危重病例的能力迅速提高，成为名副其实的区域性医疗服务中心，老百姓纷纷竖起大拇指点赞。

2018年11月3日，在县域卫生发展研究中心的帮助下，"胆石病防治专科医联体建设基地"正式落户医院，国内腹腔镜的权威专家——北京首钢医院的刘京山教授、上海东方医院的胡海教授，亲临巩义市人民医院手术示教双镜联合保胆取石术，并向成员单位同步直播。

远程服务 智慧医院让患者少跑路

医共体远程中心帮助医生打破信息孤岛。为扭转以往巩义市慢病防治面临高发病率、低知晓率、低治疗率的严峻挑战和基层医疗资源不均衡的窘况，自2017年起，巩义市人民医院联合21家基层卫生院、277家村卫生室构建了巩义市医共体。医院斥资1000多万元，免费为成员单位安装了远程常规心电仪、动态心电仪、血压仪、视频系统共409台远程设备。医共体六大远程医疗平台和九个区域医疗中心，可同步由专家判读来自基层的数据报告，截至2018年，已判读常规心电图41197

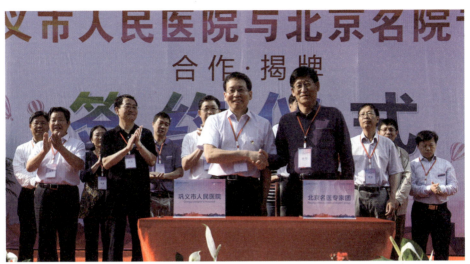

2018年5月12日举行巩义市人民医院北京名院专家团合作启动仪式

例，动态心电2000余例，实现了与胸痛中心完美融合。2018年医院全年开展急诊PCI357例，判读远程影像6969例，为基层检测血样5775例，远程培训基层医师3000多人次。

在今后的1—2年向基层投放更多的远程设备，筹建诊治病种更加丰富的远程中心，让基层百姓在家门口享受与该院同质化的服务，巩义市人民医院还在谋划着。

24小时实时管理，掌握真实数据，为患者量身施治，提高了基层服务能力，也自然而然把患者留在了基层。2018年上半年，18家基层卫生院总收入和出院总人次分别增长26.74%和70.52%，初步实现了"小病在基层"的目标。

"让患者最多跑一次"值得称道。为了改善患者的就医体验，节省患者就诊时间，巩义市人民医院提出了"让信息和设备多跑路，患者少跑路"的服务理念。为此，医院不惜代价引进了智慧医院体验中心、导诊机器、智能发药系统、办卡机、预约挂号机、报告查询机、共享轮椅、共享充电宝等自助服务系统。

把住院结算"搬到"了病区。60岁的李奶奶在肿瘤血液科要出院了，家人担心办手续排队时间长，一大早就赶来了。当家属正为准备资料等手忙脚乱时，护士长和财务人员推着移动结算车来到床旁，5分钟时间便办好了手续。李奶奶开心地说："如今在咱县医院住院不用交押金，可以先诊疗再付费，办理出院也不用跑前跑后了，坐在病房就可以直接办理出院手续，真是省时又省力，太方便了。"据悉，把住院结算窗口"搬到"病区，是巩义市人民医院继移动缴费后又一支付创举，在病房直接办理入、出院手续和费用结算，真正实现了让患者"零次跑""零

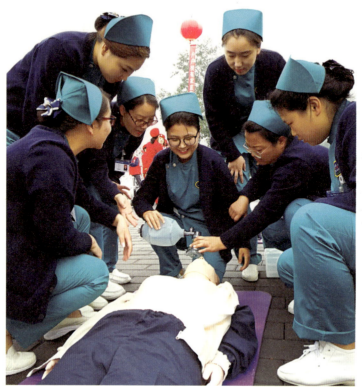
医护人员正在进行场外急救演练

排队"。

推出病案通，中药配送到家。在巩义市人民医院，为人民服务是实实在在的行动，而不是一句口号。这里，患者随时随地可通过手机预约复印病案并邮寄；中药配送到家；引进高端救护车，会爬楼梯的担架，为没有电梯的患者赢得了宝贵的抢救时间；成立巩医电视台，把术前准备、康复注意事项等知识在各科播放；设立一站式体检中心，大部分检查都能在此完成。

院长乔来军说，怎样让患者就医更省心，一直是医院努力的方向。如今挂号难、排队难、跑路多、门庭若市的现象，在医院已很少看到。

医学即人学 人民医院永远不能辜负人民

"人民医院是人民的医院，无论时代如何改变，人民医院永远不能辜负人民。"乔来军院长常说的这句话，已经深入巩义市人民医院医务人员的心里。

在巩义市人民医院随处可见"凭着良心开药方，带着感情下病房"这样暖心的标语。乔来军院长上任伊始就提出了"医学即是人学，医病更要医心"的"人文巩医"发展理念，"打造有温度的医院"，已上升到与医院品牌建设休戚相关的高度。

2018年4月14日，赵某骑电动车时突然摔倒，路人发现其意识丧失，呼之不应，随即拨打120求救。巩义市人民医院急诊科医护人员立即赶至现场，发现患者呼吸心跳已停止。医护人员紧急为其实施心肺复苏，心电图显示：广泛前壁心肌梗死。面对危在旦夕的患者，乔来军院长立即在医院胸痛中心微信工作群中指示："对任何患者，不管有主没主、有钱没钱，医护人员都必须先抢救，风险和费用医院承担。"经胸痛中心团队及时行急诊PCI抢救后，患者转危为安。

为了提高危急重症患者的救治率，医院18年重点建设打造了五大急危重症中心，分别是——胸痛中心、卒中中心、创伤急救中心、危重孕产妇救治中心、危重新生儿救治中心。由于充分发挥学科间的优势互补作用，累计为1000多位危急重症患者抢救赢得了黄金时间。

服务无止境，改善无穷期。巩义市人民医院积极响应国家卫健委改善医疗服务行动的计划——每周一次的肿瘤多学科会诊，为患者精准施治；入户护理，为不方便出门的患者免去后顾之忧；成立综合服务台，一站式完成挂号、化验、开药、缴费；设置便民餐车，方便做空腹检查的患者及时就餐；成立客服中心，陪同患者检查、转运患者、收送报告，提供一条龙服务，并协助医护搬运物资，把时间还给患者。此外，设立巩医文化苑，温馨的茶吧里1000余册图书，免费供候诊患者阅读；设立儿童乐园，让候诊的孩子们暂时忘记痛苦……

不仅如此，医院还主动承担公益事业，每年在边远山区尤其是贫困村庄开展义诊30多场，把100多场健康大讲堂送到社区、学校、乡村百姓身边；连续八年举办为期一周的健康文化节活动，受益群众超过10万人次，医院公益形象显著提升。

功夫不负有心人。正是凭着"借梯登高、智慧医疗、人文医院"三个组合拳，巩义市人民医院初步建成了"上联三甲、下联乡村"的就医格局，实现了优质医疗资源下沉和"大病不出县"的目标，全国卫生系统先进集体、全国最佳百姓放心示范医院、河南省文明单位等荣誉也纷至沓来。

而今，巩义市委、市政府在东区规划的239.5亩土地，将用于巩义市人民医院分院建设，设计床位1500张。在政府和上级行政部门的支持领导下，医院正全力打造紧密型医共体的中原样板，让"县强、乡活、村稳"的分级诊疗格局早日实现。

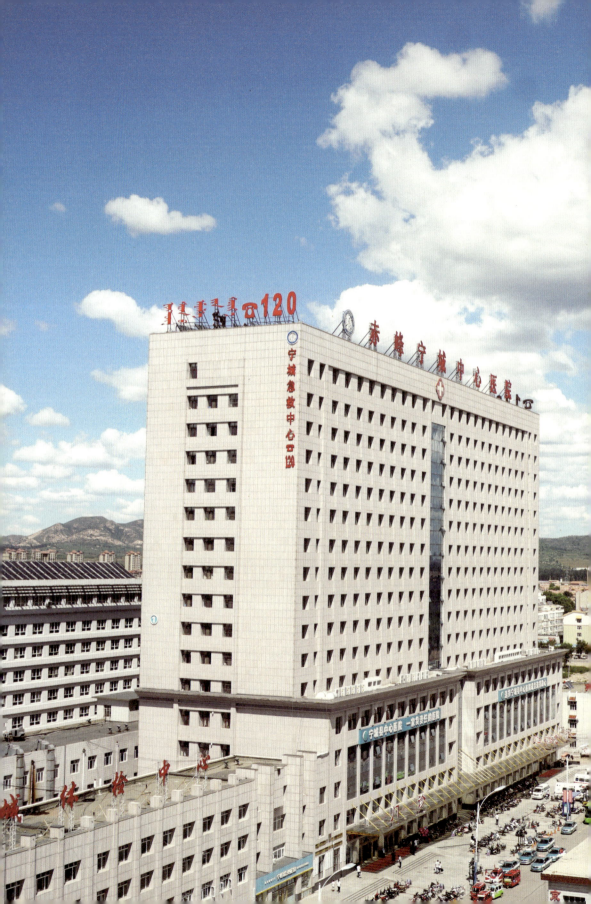

上下联动 贫困县打造出"三乙"医院

文 / 王翔 杨丽华 郑莉丽

距北京380公里的内蒙古赤峰市宁城县，是以农业为主的国家级贫困县。然而，就在这个县里，有着一所集医疗、科教、预防、保健、康复于一体的综合性三级乙等医院——宁城县中心医院。出现这个"奇迹"，不仅缘于对口支援的好政策，还在于宁城县中心医院没有凭着"得天独厚"的援助条件坐享其成，而是注重"自身造血"，努力提高医院管理与诊疗水平。

宁城县中心医院建于1951年。自1993年首轮京—赤对口支援项目正式启动，便先后与北京宣武、同仁、友谊三家医院"结了亲"。其中首都医科大学附属北京同仁医院和宣武医院对宁城县中心医院持续25年的传帮带，对该院住院患者转出率从当年的20%下降到目前的2%起到重要作用。

宁城县中心医院的成功能否复制，可供同类医院借鉴之处又在哪里？

优质资源优质利用

充分利用好政策优势，发挥其最佳效能。为了减少县内患者外出求医，"看病不用去北京，北京专家在宁城"的宣传口号，在当地不胫而走。

2012年，第二轮京—蒙对口支援项目再次启动。宁城县中心医院又受到北京医院、北京儿童医院、宣武医院、北京大学肿瘤医院、北京同仁医院的青睐，延续了京城知名医院专家亲临指点的幸运。不仅如此，在医院创新发展的历程中，宁城县中心医院还与北京世纪坛医院、北医三院、安贞医院、北京市急救中心建立了良好的业务关系。

得天独厚的强势帮扶，使宁城这个鲜为人知的县中心医院，近年来迅速崛起。北京大学肿瘤医院肿瘤规范化诊疗培训基地、首都医科大学肺癌诊疗中心宁城协作中心、北京同仁远程网络会诊和眼验光基地先后成立，2014年被正式确定为北京宣武医院血管外科汪忠镐院士专家工作站。2017年成为中日友好医院、北京安贞医院、宣武医院等多家医院的专科医联体。

院长杨凤军认为，在近10年的对口支援过程中，长期性和规律性是支援工作的最大亮点。

感恩专家"授人以渔"

"对口支援，我们希望送来的是种子，而不是粮食。"2018年1月21日，在首都医科大学宣武医院和内蒙古赤峰市宁城县中心医院的医联体揭牌仪式上，北京的专家发自肺腑地说。这同样是宁城县中心医院人的心声。宁城县中心医院目前有1500张床位、40个临床治疗单元，先后荣获全国卫生系统先进集体、全国创先争优先进基层党组织、全国百姓放心百佳示范医院、全国文明单位等殊荣。这些荣誉，无疑是播种耕耘后的硕果。好的团队必有好的带头人，院长杨凤军为此荣获"2018全国优秀医院院长"称号。

在落实2015年9月国务院办公厅《关于推进分级诊疗制度建设的指导意见》，全面提升县级公立医院综合能力，加强县级公立医院临床专科建设，将县域内就诊率提高到90%左右，做到基本实现"大病不出县"的过程中，该院把转院率控制在2%。正是"授人以渔"的支援理念，让下沉的优质医疗资源发挥了应有的作用。这是"大病不出县"的强有力支撑。

"医院派我们下来是干活的，不是休假的，你就像对待科室医生一样给我安排工作。"北京医院麻醉科医生周淑珍言辞恳切地向宁城县中心医院麻醉手术科崔博主任请战。"工作特别认真，加班加点手术，出诊期间从来不以专家自居，每天和我们一样吃工作餐。"说起周医生来院期间的表现，崔主任流露出由衷的敬佩。

"从一个濒临倒闭的眼科，发展到能开展90%以上眼科疾病手术的科室，从没有病房发展到40多张床天天爆满，是同仁医院赵丽丽主任的一大功劳。她从2013年6月开始连续5年每月来院出诊，几乎风雨无阻。除了传技术、带手术，还教我们管理科室。"眼科主任闫峰说起赵主任赞不绝口。

宁城县中心医院眼科是2012年从五官科分离出来的，由于一缺人才二缺设备，建科伊始可谓举步维艰。适逢第二轮京—蒙医疗对口支援项目启动，医院经过多方争取与同仁医院签订了对口支援协议，眼科的发展终于看到了希望。

刚开始赵教授每个月来7天，如今科室工作已步入正轨，她仍然每个月来2—3天督导工作。5年多的时间，白内障超声乳化手术、人工晶体植入术、视网膜激光光凝术、TAG虹膜激光打孔术等先进技术，已成为科室的常规手术，也为科室培养了人才队伍。

"建科之初，科里的医生连PPT都不会做。科室的发展能有今天，赵老师是一

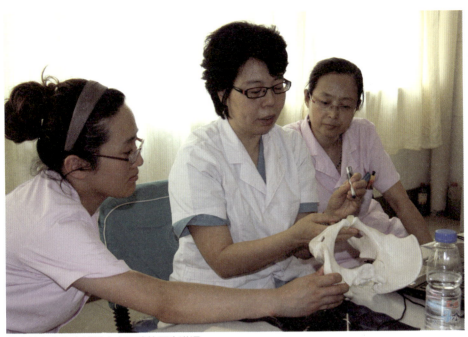

北京的专家为宁城县中心医院的医生讲课

大功臣。"眼科主任闫峰回忆，赵主任每次在指导完临床工作后，都会给医生护士留作业——布置新技术课题、查找文献、准备演讲PPT等，并进行汇报和点评。一年后，每个人都得到了多方面的锻炼，学术水平也得到了极大提高。

为了让大家尽早熟练掌握眼科手术技术，提高人才培养效率，赵丽丽向院领导提议成立眼科实验室。2014年年初眼科实验室成立后，眼科医生每两个月就能开展一次动物实验技能练习，专业手术技能飞速提高。如今的眼科，所有的医生都有自己的技术专长，科室工作越来越规范。

而赵丽丽谈及她为眼科发展的付出时，真诚地说："宁城县中心医院眼科是个有活力、有生机、有进取心的科室，这里有一群好学的医生护士，我喜欢他们，也愿意和他们一起工作。作为一名对口支援的帮扶医生，我只是在做我该做的。"

病人放心回来就医

2018年1月31日，宁城临县敖汉旗萨力巴乡橙子山村的徐桂杰术后出院了，全家人都特别高兴。"我是1月15号去北京大学肿瘤医院找外科于文斌大夫看的病，他推荐我回到宁城县中心医院找普外科刘剑坡主任做手术。我一听是北京大专家推荐的，技术肯定错不了，再说回来做手术农合还能多报销点。这次手术我总共花了

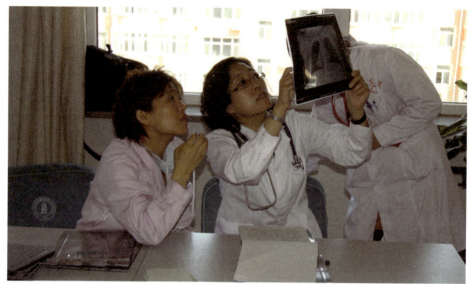

北京的专家在会诊

10900元，农合报销6226元，自己才花了4674元。如果在北京手术的话，4674元人吃马喂的花销都不够，更别说治病了。要是本地有信得过的大夫，我们还是愿意在家门口看病。"

正是由于宁城县中心医院培养出了一批技术过硬的医务人员，才令北京大医院专家放心推荐。

辽宁省建平县与宁城县比邻，近些年宁城县中心医院医疗技术迅猛发展，成了建平县患者就近就医的最好去处。据县中心医院医保办统计，每年在宁城县中心医院住院治疗的建平县病人近5000人。

2016年，一位主动脉狭窄的患者去北京宣武医院做检查。超声科华扬说："听你的口音是赤峰宁城人吧？""我是宁城的邻居辽宁建平人。""你大老远地跑来做检查，下次复查就直接去宁城县中心医院超声科找汪峰主任，就说是华扬推荐的！"心脏血管超声科的汪峰主任指出，这几年该院超声科的医生分批去北京各大医院进修学习，北京的老师也常来医院指导，科室业务发展得很快。每年在北京手术后需要复查的病人，基本都是听取北京专家的建议，在县医院做超声复诊。"现在患者拿着宁城县中心医院做的心脏超声片子和诊断报告去北京安贞医院就诊，都不用再次做检查，因为他们对我们的检查和诊断报告十分认可。"

随着对口支援工作的不断深入，帮扶项目已经从过去单一的手术、出诊等拓宽到医院的全面管理。优质医疗资源下沉，让宁城县中心医院的整体水平和服务能力有了质的飞跃。

　　"在我们的印象里，县级医院都是很落后的，房屋狭小、设备落后、病人稀少。到了宁城县中心医院，我们都觉得挺震撼，几幢高楼，设备先进，学科全、专业细，患者多得不得了，完全颠覆了我们以前对县级医院的看法。"第一次来县医院出诊的专家，事后总会在回程的车上发表这样的感慨。

信息跑路　热线暖心

　　"是县中心医院吗？我想问一下，北京的神经内科专家什么时候来出诊？我是在鄂尔多斯打工的宁城人，想回家看病。"宁城县中心医院设立的"预约北京专家宁城联络处"固定电话，每天都能接到几个到十几个电话。9年来，上万个热线电话，成了当地百姓与北京各大医院专家的联系纽带。

　　宁城县中心医院北京专家预约联系处设立于2009年，一部24小时专人接听的电话，随时传递北京专家的来诊信息，并为患者提供"预约聘请专家、远程会诊转诊"等服务。为了让更多的患者第一时间获悉北京专家的出诊信息，充分利用好北京专家的优质资源，医院还设立了移动短信平台，与全县305个自然村的村委会、400多家村卫生室的村医生建立了联系，每逢专家来院都会短信通知各村。随着新媒体的介入，微信公众平台、微信交流群、微信朋友圈，成为专家出诊信息迅捷的传播手段。医院甚至把城区内的出租车顶灯，商业区、火车站、汽车站候车室的LED屏都利用起来，不放过任何向群众发布专家出诊信息的机会。

　　为助力优质资源下沉，解决基层百姓的就医需求，截至2018年年末，宁城县中心医院已经与北京、沈阳等地的6家大型三甲医院建立了对口支援关系及26个专科医疗联合体，开通了9家远程医疗平台。宁城百姓基本不再忍受"北京专家一号难求"的困扰。在宁城县中心医院，不仅可以视情况为患者提供便捷的向上转诊服务，甚至还能邀请北京三甲医院的专家到县医院为患者诊治，减轻患者去大医院看病的经济负担和辛劳。

　　"优质医疗资源下沉，患者因此受益。"医院医务科长刘宪辰介绍："例如，身患先天性胆总管囊肿的2岁患儿一家，当年费了好大周折才挂上北京儿童医院肝胆外科张廷充教授的号，接诊过程中张教授听患儿父亲说是赤峰宁城人，看完病后当即建议病人回宁城县中心医院住院。因为过几天他要来宁城出诊，顺便就可以在县医院把孩子的手术做了。而在北京儿童医院排队预约，最快也要一个月以后才能做上。患儿回我院肝胆外科住院，2016年7月16日由张教授亲自手术。因为是对口支援医院的正常出诊，患儿家属不需要担负专家出诊费用。手术、治疗费用一共花了1.7万元，如果去北京费用一定不止这个数。患儿一家对张廷充教授特别感激，每次孩子来复查还念念不忘专家的好。"

2015年9月16日，北京医院的十多位专家来到宁城偏僻的小镇八里罕镇义诊。前来就诊的村民说："从我记事起，北京大医院的专家到镇里来出诊还是第一次。县医院的医生倒是经常来，不管谁来对我们老百姓来说都是天大的好事，在家门口就能看上北京专家，是我们做梦都不敢想的好事！"

据统计，宁城对口支援工作从1993年的京—赤对口支援，发展到现如今的京—蒙对口支援。20多年间，来院出诊专家千余人次，开展专题讲座和教学查房数千次，手术近万例，接诊患者十几万人次。"看病不用去北京，北京专家在宁城"已成为现实。

媒体和社会评价，"优质医疗资源沉下来，县级医院的医疗技术升起来"，不仅为患者解决了疑难危重病症的及时、精准救治，免除了转诊外地的诸多困难，还减轻了患者和社会负担。2017年年底的数据显示，宁城县中心医院住院患者转出率为0.3%，综合转院率为2%。

医共体助力分级诊疗

"今年，我院与全县27家乡镇卫生院签订了医共体协议，明确自己帮带乡镇医院的身份，真正负起责任来，让乡镇医院的服务水平得到提升，有能力接得住患者，留得住患者。"院长杨凤军在医共体签约仪式上如是说。

2017年10月，宁城县中心医院与全县27家乡镇卫生院成立了医共体联盟并签署了双向转诊协议，年末又与两家业务开展较全面的医院签订了远程网络会诊平台协议。

如何让医共体不成为一纸空谈，医院领导班子经过深思熟虑，决定从帮助乡镇医院提升自身服务能力入手，解决乡镇医院缺人才、少技术的短板问题。医院领导带领相关职能部门下乡走访，与乡镇医院院长座谈，征求意见，了解需求，制订方案，最后决定以"一对一带教师生制签约帮扶模式"开展工作。

为此，医院选派了17名技术好、精力足、干劲高的科主任担任定点帮扶医院的负责人，每年要组织本组老师到帮扶医院出诊、讲座及手术不少于4次，以提升乡镇医院医务人员正确处理常见病、多发病的能力。另外，还选派了92名医德好、敬业精神强、业务水平高、具备一定带教能力的医务人员和医共体医院的医务人员建立了师生关系，与144名乡镇医生护士签署了师生协议。针对乡镇卫生院的功能和任务，在技术准入许可的范围内，按照实际需求，参与指导乡镇医院临床医疗、护理、医技等业务工作。通过临床诊疗示范、教学查房、病案讨论、举办培训班和

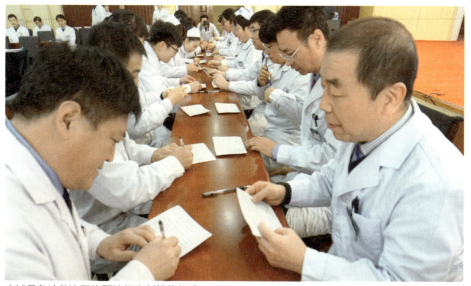

宁城县急诊救治网络医院师生制签约仪式

讲座等形式，重点帮助乡镇医院培养一批骨干人才和学科带头人。为鼓励乡镇医务人员的学习积极性，参加签约的学员可以免费到宁城县中心医院进修学习，参加老师科室组织的教学查房，并有机会免费跟随老师外出参加学术会议进行学术交流。师生制工作开展半年来，已经免费接受基层进修人员14人，接诊病人2000多人，教学查房20次，教学讲座25场，带领学员参加各种学术会议21人次，指导手术15例。

"多年来，县中心医院就是我们乡镇卫生院坚强的后盾，一直像老大哥一样帮助我们解决各种难题。现在医共体成立，师生签约活动开始，让我们更有信心放开手脚开展工作了。"在师生制签约仪式结束后，小城子镇卫生院院长戴金奎说。

优质医疗资源下沉，让人才"流动起来"，解决了基层医院面临的"引不来，留不住"的人才困境。医联体、医共体成立，让患者"流动"起来，通过分级诊疗满足老百姓的大部分医疗需求，这种"上下联动"的就医格局，是实现"大病不出县"的有力支撑。

身处国家级贫困县，他们不坐等，不依赖，牢牢记住"保一方百姓健康"这一沉甸甸的责任，借力优质资源下沉的好政策，怀着赤诚的感恩之心，抱着求学的虔诚之意，接过"良种"，努力耕耘。"大病不出县"，是百姓的认可；"大病不出县"，是耕耘的硕果。

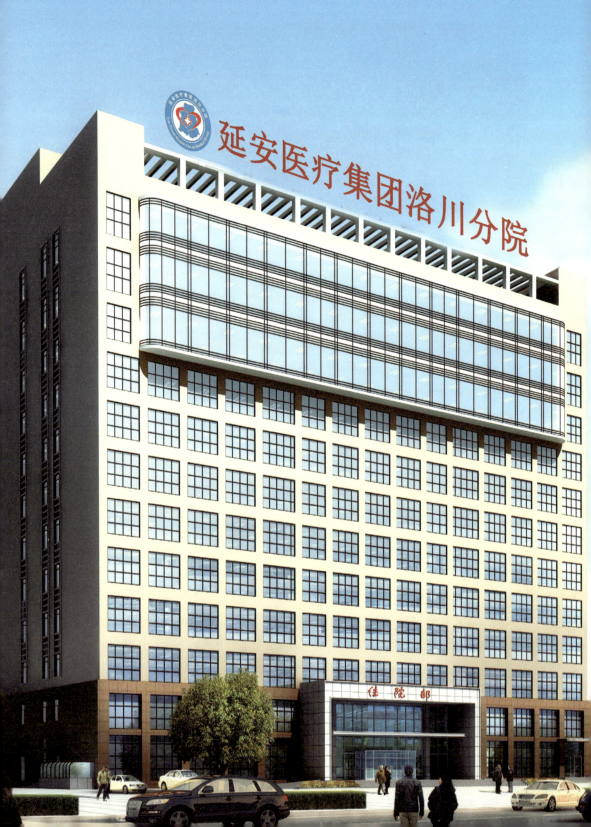

延安医疗集团洛川分院

住院部

洛川县医院（延安医疗集团洛川分院）

贫困地区县医院发展路径

文 / 王翔

　　10年，延安大学附属医院（以下简称"延大附院"）少了一位优秀的神经外科专家，但洛川县医院多了一位真抓实干的院长。他及其他两任领导把一个年门急诊人次不足4万人、年收入仅1700万元、向外转诊率居高不下的县医院，打造成了年门急诊人次突破20万人、年收入1.2亿元、区域内患者就诊率达到90%的区域医疗联合体。

托管

　　北纬35度是世界苹果"优生区"，洛川就坐落在海拔1000米的黄土高原塬面上，充足的日照伴随着大陆性季风气候带来的适宜温度和降水，得天独厚的自然条件造就了个头饱满、水分充足的洛川苹果。

　　虽然洛川苹果远销20多个国家和地区，发达的果业也让当地群众的腰包鼓了起来，但由于二、三产业的发展短板，洛川县在财政收入上有些捉襟见肘。全县22万人民对生活品质的高需求与不平衡、不充分发展之间的矛盾更加凸现，医疗服务需求矛盾更为突出。

　　2009年以前，洛川县医院年门急诊人次不足4万人，年收入仅有1700万元，向外转诊率较高。在这样的背景下，2009年1月7日，洛川县人民政府与延大附院签订协议，建立了延安大学附属医院——洛川县医院紧密型立体化整体托管模式。

　　托管工作本着"六个不变、一个保证"的原则，即：隶属关系不变、独立法人组织不变、资产归属不变、医院性质和功能不变、财政拨款渠道不变、职工身份不变，保证固定资产保值增值。由延大附院推荐院长、副院长人选，县委、县政府确定后执行聘任制，享有县医院整体管理经营权。医院党群口领导由县里委任，并委派1名财务总监，负责托管期间的财务监管。2009年1月9日，洛川县医院多了一块延安医疗集团洛川分院的牌匾，这意味着从此该院迈上了新台阶。

　　2011年10月，这是洛川县医院被托管的第3年。白茫茫来到洛川县医院担任业务院长，此前，他是延大附院的一名神经外科专家，主攻神经介入和脑血管病显微手术。

如果一直留在延大附院，白茫茫现在恐怕已经是陕西省神经外科领域的知名专家了。"到洛川的这8年时间由于各种原因明显影响了我的专业发展。"作为硕士研究生导师，在决定到洛川以后，白茫茫就把他的研究生送到了北京联合培养。"县上见到的病例少，学生要是也跟着我下来，就把他们耽误了。"

放弃专业、与家人分隔两地、收入下降，这就是白茫茫到洛川时的真实写照。最初想在管理岗位上锻炼一下自己，干两年就回去的他，随着工作的深入，心态也随之发生了变化。

"我的母亲也是医务工作者，我从小接受的家庭教育就是做医生治病救人，为百姓服务。以前做临床工作时，救活一个病人，感到很有成就感，后来到了管理岗位，我发现能惠及更多人，在精神层面有了更高的追求，县委、县政府给我准备了一个很好的平台，在这里可以实现我的理想。"

2014年12月，白茫茫竞聘成为洛川县医院院长。

磨合

延大附院与洛川县医院建立的紧密型整体托管模式在全国起步较早，事实上，这种"管办分开"的托管模式在当时还没有成熟的经验，需要在实践中不断探索。随着工作的深入，延大附院的下派干部和本土干部之间的矛盾逐渐显露出来，终于在2011年，集中爆发。

"这就像是结婚过日子，'蜜月期'过后就是'磨合期'。我到县里时正赶上这个时期，最严重的时候两家单位的合作险些终止。"白茫茫回忆说。

托管工作的第一个周期是5年，其间下派干部和本土干部之间"两张皮"的现象严重，思想很难统一，下派干部归延大附院领导，提拔任命与县委县政府无关，而他们的到来对县医院本土预备干部的影响是不言而喻的，因此产生的矛盾难以调和。

多亏省、市、县领导的大力支持，托管工作才得以继续。时任陕西省人民政府副省长的郑小明对于托管工作给予高度评价。"郑省长当时大力支持托管工作，他认为我们的工作是符合医改发展方向的，眼前的困难只是暂时的，这条路必须要坚持走下去。"白茫茫说。后来，在领导多方协调下，对相关部门的班子进行了重新调整，最终渡过了难关。

"回首这些年的工作，每当出现困难时，都少不了省、市、县领导的理解和支持，支持并不一定是资金，有时是政策，有时是态度。像我们这些下派的干部，

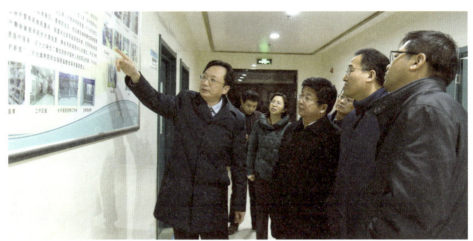

洛川县委书记王明智（右三）一行视察医院发展情况

身份不在当地，这有利也有弊，好处是在当地少了很多关系的牵制，缺点是协调工作的难度会比较大。医院和当地其他职能部门相比是个弱势部门，而我们需要和几十个部门打交道，这时候县委、县政府对县医院的态度就是'风向标'，领导的评价会直接影响到相关部门对我们的支持力度。所以我经常找领导请示汇报，有时候是谈心，让他们及时了解县医院的发展近况，王明智书记和张继东县长帮助我做了大量协调工作，对县医院的发展给予了很大的支持。"白茫茫说。

化缘

　　一直以来，陕西省县级公立医院改革在全国都是比较活跃的，"神木医改"和"子长模式"闻名全国。但同属延安市的洛川县既没有神木市那样强大的财政支持，也没有子长县那样连续多年的政府全力投入，用白茫茫的话说："洛川县医院所面临的问题是经济欠发达地区县医院面临的共性问题。"

　　洛川县医院新落成的综合楼斥资1.5亿元，中央、省、市、县财政配套资金5500万元，还有近1亿元的缺口，医院的设备需要更新换代，白茫茫还要自己想办法。好在王明智书记给白茫茫吃了定心丸——"由政府给县医院担保，先把事情做好，钱慢慢还。"

　　洛川县医院要发展，依靠每年从市财政局和省财政厅获得的资金是不够的，白茫茫希望能从财政部获得更多的支持来解决医院的困难，但经过多次申请，还是没有如愿。后来白茫茫亲自去了趟北京。当他站在财政部相关司局领导面前表明身份时，那位领导一怔，因为没有想到一位县医院院长能找到财政部。这位领导给白

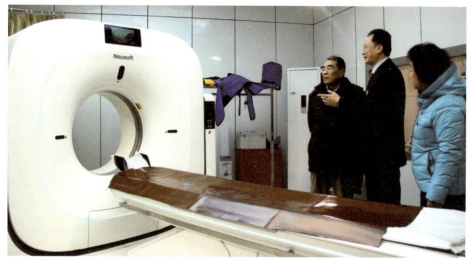

白茫茫院长陪同原国家卫计委医院管理研究所副所长曹连元（左一）参观医院

茫茫详细讲解了申报流程，并且告诉他，以县医院的情况，获得项目资金支持的机会很小。

不过白茫茫的北京之行还是有收获的。

"我到北京就是为了了解信息，熟悉流程。申报项目也是有技巧的，了解中央财政现在支持哪些项目，只有把好脉，将来申报的成功率才能高些。"

白茫茫了解到，残联、侨联和一些慈善机构有部分公益资金和免费项目。但是资源有限，供不应求，对此他坚持六个字"多申请多争取"。"我给领导介绍洛川县医院的情况和百姓的需求，这些资金和设备只要给到，我们一定会物尽其用。"经过多方努力，白茫茫最终争取到县医院医生到大医院的进修名额以及一批医疗设备。

白茫茫把为医院寻求多方支持戏称为"化缘"。"争取中央、省、市多方面的支持与帮助，促进医院发展。现在做的这些事，是我在延大附院当医生时，做梦也想不到的。"

"对于企业的支持我也在争取。"目前，陕西医药控股集团公司给县医院建立起了智能化药房系统，华润集团赞助了静脉用药调配中心，通过与企业合作，院内还添置了多台大型设备。

最为白茫茫称道的是院内那台崭新的国产128排CT，"这台机器标价超过1000万元，是我用一台64排CT和企业置换的。县医院的主要职责是解决常见病、多发病，在设备选择方面，我更加看重性价比。企业与我们的部分合作寻求的是社会效益，有些甚至是公益性的，促成这样的项目，我们能达成双赢，只要是对医院发展的支持，即使是几万元的项目，我也不嫌弃。"

储备

在2009年以前，洛川县医院已经连续10年没有招收过本科生。建立托管关系后，为了缓解县医院人才断档和服务能力不足的问题，延大附院派出专家团队，对医院进行帮扶和带教。每批5—8人，常驻洛川县医院，3—6个月轮换一次。在人才培养方面，为了努力提升洛川县医院的技术水平，除了下派专家指导，还将培训效果与专家的绩效考核挂钩。此外，延大附院还免费接纳县医院医生进修。

对于派驻到洛川县医院的专家，延大附院一律保留其待遇，而洛川县医院也会给予他们一定数额的岗位津贴、劳务补贴和生活补贴。洛川县医院每月将30%的纯利润在县医院财务科设立台账，视为延大附院给洛川县医院投资的管理创新、人才培养和科研专项基金。

白茫茫说："10年的托管之路，延大附院为了支持洛川县医院，做了很多工作，却没有从医院拿走一分钱。正是有了上级医院这样无私的帮助，才有了洛川县医院翻天覆地的变化。"

对于医院发展最关键的人才问题，白茫茫说："储备200名本科生就能够满足洛川县医院的长远发展，目前已经储备了大约150名，按照每年10名的速度，再过5年，这个目标就能达成。县医院的学科带头人年龄都在40岁左右，已经建立了一个比较好的梯队，依靠这批人，医院可以良性发展20到30年。"

2018年，洛川县医院门急诊突破20万人次，年收入1.2亿元，区域内患者就诊率达到90%。经过这10年的努力，两院的合作基本完成了托管之初的目标，实现了"四个满意"：病人满意、职工满意、政府满意、托管方满意。达到"五个效果"：县医院基础设施建设彻底改观，医疗服务能力显著提升，医德医风全面改进，服务态度明显改善，群众评价指标大幅提高。

洛川模式名声在外，凡是到洛川的领导干部大多会到县医院来看一看。前不久，延安市委书记徐新荣到洛川县视察工作，晚间径直走进县医院，当白茫茫得知消息赶到医院时，徐书记已经参观结束。这次没有打招呼的突击检查后，领导充分肯定了县医院的卫生环境和院内秩序，并对洛川县干部的精神风貌连连称赞。

一位医疗管理专家听到白茫茫介绍洛川医院在10年托管过程中的发展经验后表示，在现实中，中国经济欠发达地区的县医院发展要面临很多困难，洛川县医院在发展中的经验和教训是非常宝贵的，有借鉴意义。

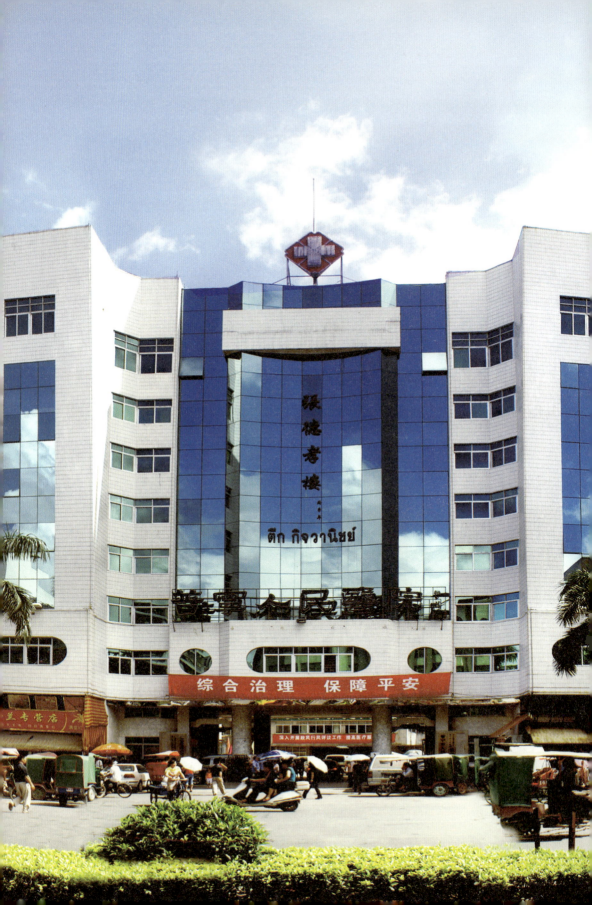

全国第一人口大县走出的医改之路

文 / 张鹤涛

广东省揭阳市下辖的普宁市，为全国第一人口大县，常住人口245.47万人，比我国有些地级市人口还多。支撑着这座城市经济的是两大基地——国内最大的衬衣生产基地和华南最大的中药材基地。1620平方公里的普宁，尽管地广人丰，但因处粤东西北部的山区和老区，经济仍欠发达。

2003年，普宁市人民医院在政府财政投入不足、设备设施落后、队伍人心涣散、管理出现混乱、新住院大楼面临停工等问题层出不穷的情况下，以陈阳生为院长的新一届领导班子临危受命。他们用15年的时间，完成了全国第一人口大县的医改之路。

管理如何定成败？

2018年7月21日，在"助力优质医疗资源下沉高峰论坛暨'两寻找'（寻找标杆医院和待帮扶县医院）广东普宁站"会场，陈阳生院长的一句话发人深省："都说管理出效益，我说管理定成败。"

措施一：铁腕治院，拨乱反正

上台伊始，在全院大会做出"发展是第一要务"的动员令后，陈阳生提出，先从加强内部管理入手。两个具有纲领性意义的文件旋即出台：一是加强内部管理的若干规定，二是对违规违纪人员实施诫勉的规定。

与此同时，妥善解决历史遗留问题也刻不容缓。"当时住院楼建设政府财政没有投入，工程如果全部建成，须增加银行贷款3000多万元，加上之前贷款的4000万元，总共7000多万元。如全部自筹资金搞建设，医院根本无法承受。因为当时医院一年的业务收入才6000多万元，一年可用于基建的资金不足500万元，还要还银行贷款。如果按贷款7000万元算，每年还银行的利息都不止500万元。员工的福利待遇和医院的发展怎么办？这关乎医院的生死存亡。"

"停止贷款，等医院有周转金了，住院楼再一层一层地建设。"陈阳生院长果断拍板。结果出人意料，在没有增加银行贷款、尽量压缩工程造价的情况下，住院楼工程如期完工了。

铁腕治院，拨乱反正，让医院走上了正轨，也使一些本想跳槽的技术人才看到了希望，全身心投入工作。

措施二：提供高附加值服务，树立品牌

普宁市人民医院率先在粤东开展病人满意度调查及出院病人回访制度。从2005年开始，医院就开始推行患者满意度调查，不断提高患者的就医感受和满意度，并专门成立了监督室，开展分析研究，给院领导提供决策依据。坚决杜绝不必要的检查和过度治疗，实行优质、安全的整体护理，建立以患者评价、满意度为主导的考核体系，不仅充分调动了员工的工作积极性，而且构筑了良好的医患关系。特别是医院推行的与国际前沿接轨的"人本位"医疗服务模式，构建的医疗、预防、保健、康复为一体的治疗体系，赢得了患者的交口称赞。

出院患者回访开始推行时，很多医务人员不理解。时间一长，回访制度的推行，不仅让患者切身感受到了医护人员的用心和诚意，也使医院满意度节节攀升，让越来越多的患者选择到普宁市人民医院看病。

医院还建立了以患者满意度为标准的绩效评价体系。将住院科室医护人员的姓名写入"满意度测评表"，发给每一位住院患者，接受患者的监督、评价，评为"差"的医护人员，严格按照规定批评处理。在该院，绩效考核涉及行政、后勤、科室，人员包括副院长等各级管理者。每季度组织一次考核，与奖金挂钩。通过不断加强行风建设，持续优化服务流程，改善服务态度，医院的服务品牌逐步建立并深入人心。

措施三：加大管理人才培养力度

2003年开始，普宁市人民医院将全院股长、科主任、护士长分期分批派往广州医学院附属医院学习深造，接触管理前沿。同时，先后选送大批业务骨干到北上广等大医院进修，同时聘请北大、清华等名校专家来院授课，并与中山大学中山眼科中心、汕头大学医学院、南方医科大学、广东医学院、广州医学院附二院、广州市妇女儿童医疗中心等开展技术协作与学术交流。

从2008年起，医院率先在粤东地区举办了为期一年的卫生部EMBA课程班。国内不少著名医院管理专家来院授课，这也加快了医院内部人员的成长步伐，建设了一支具有先进管理理念和方法的团队。为改变单干、蛮干、不专注的局面，提高执行力和科室效益，医院还设法提高科主任、护士长的待遇，让他们集中精力抓管理。

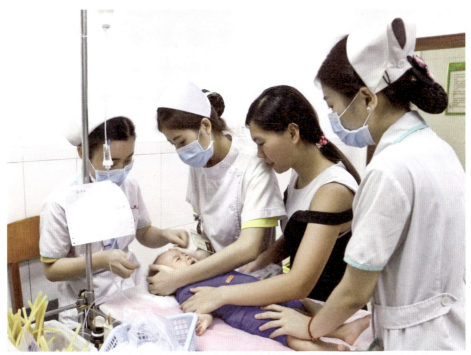

普宁市人民医院建立了以患者评价、满意度为主导的考核体系，构筑起了良好的医患关系

措施四：创新管理理念

奖勤罚懒、奖优罚劣、多劳多得的分配制度，以及从2003年起就实施的全成本核算制度，转变了干好干坏一个样等粗放的管理方式，有效调动了员工的积极性，降低了医院运行成本。

从2005年开始，该院率先在粤东地区把职工食堂、环境卫生、病人运送、标本送检、布类洗涤、大型医疗设备维修、停车场管理、花木管理等项目，交由具有资质的专业公司承包管理。这样不仅有效地减少了人事成本开支，而且大大提高了后勤服务质量和效率。

正确处理员工福利待遇与医院发展的关系，也是关键的一环。2003年以来，该院在逐步提高员工福利待遇的同时，自力更生筹集2.8亿元，对医院进行全面改造与建设。至2007年，先后完成住院楼、综合楼、医技楼改建和门诊楼改造工程，医院建筑面积从16000平方米增至48000平方米，住院病床从350张增至1100张，把19.7亩土地的利用发挥到了极致。

在市委、市政府的支持下，2009年7月，普宁市人民医院合并原普宁卫校；2010年12月租赁毗邻的纳维斯大酒店，装修改造作为后勤综合楼；2013年，通过整合各种地产等资源，增加医院用地面积16.5亩，工作用房增加15000平方米，固定资产从2003年的6265万元发展到7.24亿元，翻了十几倍。

如何实现跨越式快速发展？

措施一：未雨绸缪，抢占先机

随着医改的不断推进，医药分开已是必然趋势，"以药养医"的经营模式将不能适应新形势。为应对这一转变，实现可持续发展，从2009年开始，普宁市人民医院便前瞻性地引入了与国际接轨的"人本位"医疗服务管理模式，坚决杜绝不必要的检查和过度治疗，努力降低药占比。

与此同时，医院积极推进优质、安全的整体护理，开展康复等新项目。早在2009年，该院就率先在粤东地区开展康复治疗项目。通过聘请台湾知名康复专家来院培训、授课，建立了一支优秀的康复治疗师队伍。而对住院患者特别是术后患者及时实施康复指导和功能训练，不仅使患者提前康复、缩短了住院日，还减轻了患者的经济负担。以往的髋关节、膝关节置换等手术患者，一般需卧床半个月以上才能下地活动，开展康复治疗项目后，24—48小时便能下地活动。康复治疗还降低了患者的平均住院天数（2018年平均住院天数7.28天，为本地区最低）。

另外，通过加强合理用药管理，严格控制药占比（月均控制在30%以内），采取处方点评通报、扣分处理等措施，减轻了患者和医保的负担。2017年，该院住院患者平均费用9784元，为本地同级医院中最低。

作为广东省医改首批示范点之一，实施药品零加成以来，普宁市人民医院由于提前做好了充分准备，通过增加技术、服务等项目的收入，弥补因减少用药失去的部分收入，不仅平稳过渡，也让医改的"红利"惠及了百姓。

"患者是用脚投票的，哪家医院的医疗服务质量好，费用又低，他们就会选择到哪家医院去就医。虽然我院的占地面积狭小，业务发展空间不足，病区加床现象严重，甚至没有停车位，但患者还是愿意选择到我院治病就医。"陈阳生院长信心满满。

措施二：筑巢引凤，服务社会，超越自我

2008年，针对本地区心脑血管病患者往往得不到及时治疗的状况，医院竟远赴新疆引进心血管专家，并购置了心脑血管和肿瘤介入治疗的关键设备DSA，得以成功开展介入治疗项目。医院的心血管内科从原来的半个科，到独立成科，再到现在三个病区，年开展介入手术1800多台次，挽救了众多心肌梗死患者的生命。

不仅如此，2011年，普宁市人民医院还引进了普宁县首位医学博士，开设了血

液病治疗专业；2015年，又引进了三九脑科医院儿童康复专家，成立了儿童康复中心。此外，医院还长期聘用上级医院的几位教授定期来院坐诊。借力中山大学附属肿瘤医院对口帮扶的契机，与之签订长期合作协议，开展远程会诊，成立MDT多学科诊疗中心。

目前，该院不但是南方医科大学非直属附属医院、广东省高等院校临床教学基地、中山大学附属肿瘤医院对口帮扶医院、中山大学眼科中心诊疗基地、广东药科大学临床教学基地，还是中山大学附六院、附二院的合作医院，也是泛中南地区肿瘤专科联盟加盟医院。

同时，该院还与广东省人民医院、南方医院等建立了远程医疗服务，并加盟了广东省医院协会医特专家中心。汕大医学院、广东医学院、石家庄医学院、韶关医学院等医学院校的教学医院和临床实习基地也落户该院。社会认可度较高，员工荣誉感强，引以为荣的普宁市人民医院员工，外单位就是高薪来挖都很少离开。

措施三：回归公益性

为从根本上遏制各种医疗乱象，普宁市人民医院尽力履行社会责任，通过实施"人本位"医疗服务模式、缩短住院床日、尽量减轻病人负担等措施，兑现奖惩。2018年，该院的住院床日已控制在8天以内。

与此同时，医院每年制定药占比下降指标并兑现奖惩。临床药师定期或不定期到临床开展合理用药检查，近年来该院药占比逐年下降，2018年控制在30%以下，住院科室的药占比更是控制在28%以下。

多措并举，多年努力，不仅有效缓解了基层群众"看病难、看病贵"的问题，医院自身也得到了快速发展，社会公信力和美誉度不断提升。2015年4月，在广东省卫计委发布的全省58个县及县人民医院医疗服务能力综合评价中，该院位居全省第二位；2017年2月，在广东省第三方群众满意度调查中，该院在全省91家综合大医院中排名第十七位，粤东排第一位。另外，在"中国县级医院竞争力100强医院"中，该院2017年跃居全国第十四位、广东省第二位。

2018年，普宁市人民医院的年门急诊诊疗病人都较往年有不同程度的增长，业务收入11.66亿元。出院病人次均费用9691元，次均住院天数7.28天，住院急危重症抢救成功率92.19%，成为揭阳市同级医院中，业务量最大、住院天数最少、人均住院费用最低、病人满意度最高的医院。

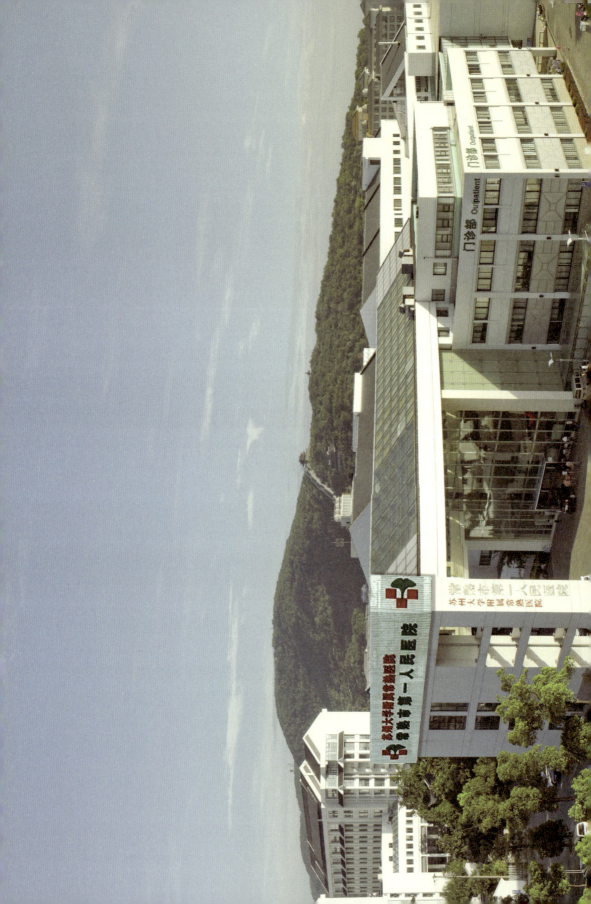

常熟市第一人民医院

"内外兼修" 打造分级诊疗 "常熟样板"

文 / 朱成明

常熟简称虞，因"土壤膏沃，岁无水旱之灾"得名"常熟"，位于江苏省东南部，长三角腹地，距上海仅80公里，处于上海、南京、苏州、杭州组成的江南都市圈核心地区。常熟市户籍人口106万人，常住人口超过150万人。综合实力连续多年名列全国百强县（市）前列，人均GDP超3万美元。2011年，常熟市第一人民医院被确定为原卫生部"部长联系点"县市；2012年，被列为国家县级公立医院改革300个试点县之一；2013年3月28日，常熟市开始公立医院改革试点，市级公立医院全面取消药品加成，实行"零差率"销售。

近年来，江苏省常熟市第一人民医院不断深化公立医院综合改革，通过"内外兼修"，积极推进分级诊疗建设，在满足县域内百姓健康需求，实现"大病不出县、小病在社区"的医改目标上，进行了积极有效的探索。

常熟市第一人民医院，又称苏州大学附属常熟医院，建院于1949年。核定1000张床位的该院，不仅是国际JCI认证医院、国家卫健委国际紧急救援中心指定单位，还是国家重点扶持的500所县市级医院之一。作为南京医科大学、南通大学、江苏大学的教学医院与实习教学基地，该院先后被评为全国综合医院"中医药工作示范单位"、中国县级医院急诊联盟常务理事单位、江苏省"文明医院"，还荣膺江苏省"五一劳动奖章"。医院在香港艾力彼医院管理研究中心发布的"2018中国医院竞争力·县级医院100强"中位列第十三位，其中：泌尿外科、重症医学科、消化内科、肿瘤内科、内分泌科、普外科、心血管内科、肾脏内科、儿内科、骨科、神经外科、妇产科、神经内科、呼吸内科共14个专科进入全国县级医院专科排名前20强。

"修内"："四化战略"提升水平

如何做到"大病不出县"？"修内"方能自强。医院研究决定，通过"四化战略"全面提升医疗服务水平，加强县级医院对"大病"的诊治水平。

首先是医院管理精细化。常熟市第一人民医院作为公立医院改革试点单位，高度关注医疗质量和患者安全，并运用标准化和数据化手段，不断进行PDCA改进，实现医院精细管理。从2014年创建JCI，到2017年初通过认证，全院的医疗服务质量和服务能力明显改善——患者身份核查正确率从45.4%升至95.7%，危急值15分钟医生处理率从58.3%升至96.7%，高警讯药品管理规范合格率从45.5%升至95.4%，危化品管理合格率从59.62%提升至100%，院内急救5分钟到达及时率从90.5%提升至100%。在JCI创建的过程中，医院成立了病员服务中心，负责预约入院、统筹床位管理；采取早期实施康复干预，加快康复进程，平均住院天数从2014年的8.1天下降至2017年的7.8天，出院人数从改进前的6.3万人次上升至6.8万人次，手术例数从17695例增加至18558例，三、四级手术比例从54.27%上升至56.16%。

其次是学科建设集群化。"十三五"期间，为了更好地实现多学科融合发展，更好地服务于患者，医院积极探索"按疾病诊治链组建学科群"，决心进一步做强优势学科，挖掘扶持优质学科。目前，医院拥有苏州市重点学科1个、苏州市市级临床重点专科8个、常熟市临床重点专科13个。为推动科研创新，医院还组建了6个创新团队，围绕一个研究方向、一种专科疾病、一项关键技术多学科协作开展科学研究。此外，医院还立足专病诊治，顺利完成了危重孕产妇救治中心、卒中救治中心、创伤救治中心的评估验收，全面启动了"苏州市健康市民531行动"，院内危重救治、多学科协作能力显著提升。

再次是医疗服务特色化。近年来，医院在强化医院环境和人文建设的基础上，以贯彻落实"进一步改善医疗服务行动计划"为落脚点，以问题为导向，细化服务方案，制定了11项重点措施。2017年，实行实名制分时段预约诊疗，预约率达40.44%，较2016年提高了14%；完善预约挂号多项功能，实时查询门诊就诊叫号次序、自费患者结算、自助挂号率达55.09%；门诊与住院电子病历使用率达100%；优化床位管理，预约入院6200人次，预约率达22.9%；运用实时数字化监测系统，24小时监控重要设施设备使用状态，进一步保证了患者和医院安全；建立影像科、心理科的"名医工作室"，让常熟老百姓在家门口就能享受到专家的优质服务；组建院内文明引导志愿者服务队，提升患者的满意度。

最后是医院发展联盟化。医院联盟是一种全新的医院组织模式和医院改革的重要路径，是建设现代化医院的重要发展战略。该院依托苏州大学的品牌优势和强大的教育资源，与上海肿瘤医院，上海新华医院，西京消化病医院，苏大附一院、附二院、附儿院建立了联盟医院。2017年，医院新技术引进较2014年提升了60%；邀请上级医院的专家讲学、会诊、开展疑难病例讨论、高难度手术指导，全面提升

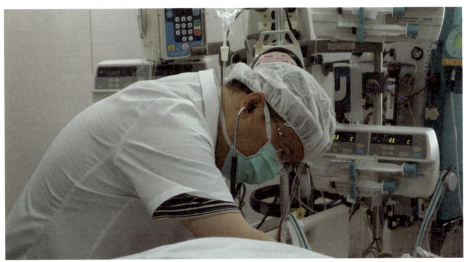

重症医学科学科带头人陈波院长救治重度烧伤患者

了医院的科技创新水平与人员素质。近三年来，医院患者外转率逐步下降，2017年医院患者外转率较2015年下降了6.8%。

"修外"：促进"小病进社区"

分级诊疗制度要求"基层首诊"，但是绝大部分患者不愿意选择基层医疗机构就医。唯有"强基层"，才能实现这一目标。为提高基层医务人员的诊疗水平，2014年该院在分级诊疗的背景下，与常熟市辛庄镇卫生院组建了紧密型医联体。医院通过"强基层"，促进优质医疗资源下沉，提升基层医疗服务能力，改变基层医疗机构低水平供给状况，为实现"首诊在基层，小病在社区"提供了有力的保障。

依托慢病联合诊疗中心，探索分级诊疗新秩序

如今，在常熟的辛庄卫生院，有常熟市第一人民医院成立的"慢病联合诊疗中心"，主要负责该区域高血压、糖尿病等慢性病患者的系统诊疗和管理。有市慢病专家、乡镇卫生院和村卫生室的医疗、护理、健康管理员共同组成的慢病联合诊疗中心，专门为慢性病患者提供优质、便捷、连续的服务，及时与镇村医疗机构人员互动，并制定了规范的慢病双向转诊指标和流程；常熟市第一人民医院将病情稳定的患者交由乡镇卫生院管理，按照指南规范治疗，并监测、管理、随访稳定期患者。建立慢病联合诊疗中心以来，辛庄卫生院慢病管理能力不断提升。2017年，辛庄卫生院高血压规范化管理率为93.6%，较2013年增长17.7%；糖尿病规范化管理率为90.4%，较2013年增长0.2%。

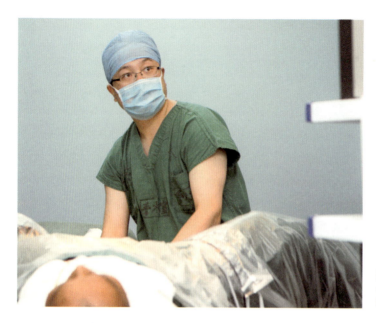

泌尿外科专家范波主任为患者进行前列腺电切术

依托国家科技部重点项目，提高基层诊疗水平

依托国家科技部支撑计划"农村基本医疗卫生关键技术研究与示范"项目，医院派出急诊科、心内科、消化科、普外科、儿科等专家，定期至辛庄卫生院开展农村基本医疗卫生关键技术的系列培训。同时，接受辛庄卫生院医技人员至医院普外科、骨科、儿科及超声科进修，并安排副高以上的高年资医生开展一对一培训，强化学员的专业学科基础理论知识、常见病与多发病诊断方法和治疗措施。此外，医院还指导学员进行疾病检查诊断、急诊处理、手术操作和疑难病例分析；传授基础的科研方法和论文书写规范，为学员从事临床及科研工作打下基础。问卷调查结果显示，学员认为在专业知识水平、诊断分析能力、疾病治疗与抢救能力等方面都得到了一定的提高，满意度达100%。

医院还在辛庄卫生院开设了专家门诊，每周安排资深专家下去坐诊，卫生院安排各科人员观摩学习。目前共有消化科、心内科、内分泌科、儿科、妇产科、普外科、骨科、中医科、超声科9个专科、近40名副高以上专家，轮流在辛庄卫生院坐诊带教。2017年辛庄卫生院门急诊为259650人次，较2013年增长41.8%；专家门诊10414人次，较2013年增长457.8%；胃镜检查806人次，较2013年增长96.1%。这种方式一举三得：一是让老百姓在家门口就能享受大医院的医疗资源，节约费用；二是专家带教能尽快提高基层医务人员的诊疗水平；三是对医师多点执业管理方式进行了有益的探索。

依托主诊组下派，快速扶持重点科室

近年来，政府对乡镇卫生院的考核偏重于公共卫生，忽视了基本医疗，加之，对乡镇卫生院手术等级的限制，导致很多能够在乡镇开展的手术停滞，阻碍基层医疗机构外科的发展。而要想把患者留在基层首诊，就必须加快基层医疗机构外科的建设。2014年建立紧密型医联体后，医院向辛庄卫生院下派普外科、妇产科以及护理的主诊组，来快速提升辛庄卫生院相关科室的手术能力。每一个主诊组由3至5人组成，全程负责组内住院病人的诊治、手术、会诊、出院随访等一系列医疗服务工作，并对所诊治病人的医疗质量和医疗安全负责。通过几年的努力，辛庄卫生院能够开展全麻手术、LEEP刀等手术，实现了三级手术的零突破。2017年辛庄卫生院手术例数257例，较2013年增长542.5%；分娩数38例，较2013年增长137.5%。

依托管理资源，提高基层管理水平

基层医疗机构的管理者整体素质不高，缺乏管理技能，是制约乡镇卫生院发展的主要因素。为了完善乡镇卫生院的管理体系，促进其管理模式的规范化发展，医院下派管理团队对辛庄卫生院进行管理帮扶。2014年建立紧密型医联体以来，安排1名党委委员、1名外科主任至辛庄卫生院担任院长，4名青年骨干挂职副院长，2名资深护士长担任护理部主任负责运行管理、护理管理、专科建设及人才培养等工作。辛庄卫生院已经建立了比较完善的组织领导体系、质量管理体系、应急管理体系和信息管理体系，正通过创建二级医院来进一步提升医院管理水平和医院整体实力。

依托远程医疗，助力优质资源下沉

早在2014年，医院就在辛庄卫生院建立了"301医院（解放军总医院）—市一院—辛庄卫生院—村卫生服务站"的四级远程会诊系统，不仅接受远程医学教育培训、疑难病例讨论、手术示教及会诊，而且通过区域PACS系统，实现医院和辛庄卫生院心电与影像数据的共享与交换。辛庄卫生院只需安排一名技师，将做好的心电图和影像数据图像传送给区域卫生信息平台，由市一院的专家负责读片和出具诊断报告，再传送到辛庄卫生院供其进行下一步诊疗。通过远程医疗，辛庄卫生院不仅享受了优质医疗资源，也快速提高了医疗水平。

常熟市第一人民医院院长陈波表示，县级公立医院衔接着基层医疗服务和城市优质医疗资源，是分级诊疗的"命门"。他们将在紧密型医联体建设的基础上，以纵向医疗资源整合为重点，探索与若干基层医疗卫生机构联合建立资源共享，分工协作，人、财、物一体化管理的"1+n"医共体模式，为不断深化分级诊疗，实现"大病不出县、小病在社区"的医改目标努力前行。

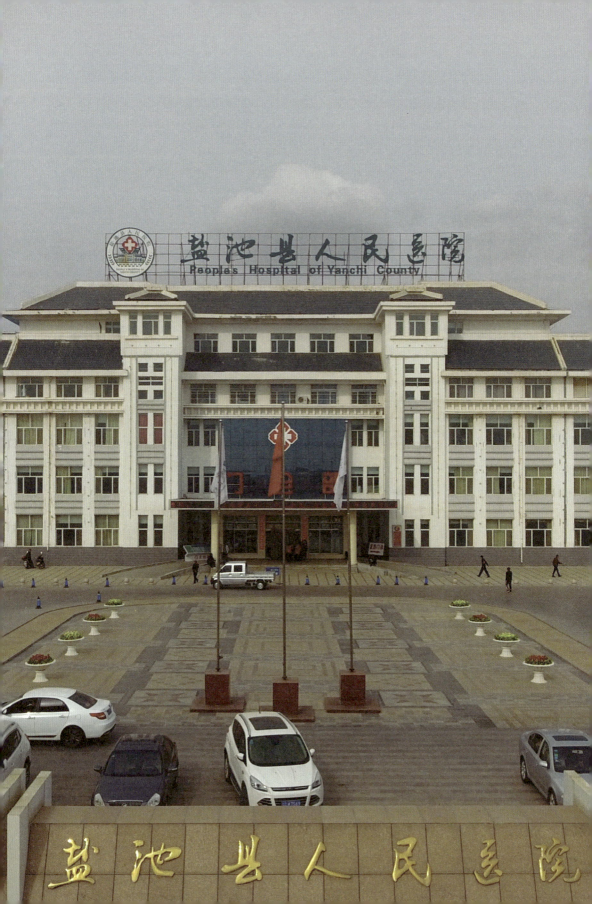

盐池县人民医院

"盐池模式"筑守健康之门

文／郭雯琴

    盐池，位于宁夏东部，地处陕甘宁蒙四省交界地带，是中国的滩羊、甘草、荞麦之乡，也是首批全国健康促进县、国家卫生县城、国家园林县城。在这片8522.2平方公里的土地上，设有4乡4镇1个街道办，总人口17.2万人，每千名常住人口拥有医生1.73人、护士1.45人。

    始建于1950年的盐池县人民医院，占地面积10万平方米，编制床位300张，共设置13个病区、8个医技科室、8个职能科室、1个中心，是全县唯一一家集医疗、预防、保健、急救、教学为一体的二级甲等综合性医院。目前，全院年门急诊量30万人次，年住院患者1.4万人次，手术量达3700余台次。

    近年来，盐池县人民医院认真贯彻落实国务院和宁夏回族自治区深化医药卫生体制改革的决策部署，先后开展了第二批全国县级公立医院改革、全国创新支付制度住院包干预付制项目、全区责任制护理模式等多项试点工作，取得了明显效果。

创新支付制度

    为深入推进医药卫生体制改革，2012年，盐池县人民医院率先在国内开展了"创新支付制度，提高卫生效益"试点项目，目的是通过支付制度改革，在乡镇卫生院实行门诊包干预付制、县级医院实行住院包干预付制，变按项目付费为按病种付费，变后付制为预付制，从而引导患者合理选择医疗机构，减少县外转诊率，保障大病不出县。

    此项目实施以来，盐池县人民医院取得了良好的社会效益和经济效益——县城内医保报销比例提高，住院服务的报销比例高达80%或以上，医疗服务能力得到提升；有效控制和降低了医疗成本，提高了医疗服务效益和医务人员的积极性；降低了医保基金管理使用风险，扩大了群众受益面；县域内就诊率达到85%，基本实现了"小病不出村、常见病不出乡、大病在县里、疑难杂症到县外"的就医目标，缓解了群众看病难、看病贵的难题。

2012年，医院门诊、住院总受益人次13.8万人次，2018年增至30万人次。同时，医院从次均费用、药占比、耗占比、抗菌药物使用率等指标入手，做到因病施治、合理检查、合理治疗、合理用药，使药占比从2012年的50.27%下降到2018年的25.78%，住院次均费用为3995.8元，低于该区其他县级医院的平均水平。

试点项目使盐池县人民医院医改工作走在了全国前列，被原国家卫计委和财政部确定为"全国公立医院改革真抓实干，成效明显"的医疗机构，受到国务院通报表扬，并被国务院医改办列为宁夏回族自治区唯一一家县级公立医院综合改革示范县。

据悉，原国家卫计委体改司、宣传司及区内外多家医疗机构领导，都曾到该医院调研医改工作，《中国县域卫生》杂志还授予该医院"中国县域医改样板医院""中国县域医院影响力价值奖"称号。

加强学科建设 提升医疗质量

为了更好地实现"大病不出县"的就医目标，盐池县人民医院以人民健康为中心，坚持公立医院综合改革，狠抓学科建设、人才培养、先进适宜技术的发展及高端设备的引进更新，持续提升医疗服务质量，进一步增强群众就医的获得感。

针对患者需求，依托自身优势，医院增设了眼科、中西医结合科、血液透析、新生儿病房等临床急需学科，目前，已建成3个区级重点专科（骨科、消化内科及呼吸内科）。其中，血液透析室有效缓解了透析患者外出就医的经济负担。以前患者前往三甲医院透析，每月的透析费用在5000元左右，现在在家门口就能享受到同等的透析服务，患者纷纷点赞。

2014年，医院又引进了白内障超声乳化术，目前已成功开展1200余例。让老百姓高兴的是，在三甲医院做白内障手术约需10000元，报销比例是45%，患者需自付5500元；而在县医院做手术，只需5000元，加上县域内的报销比例为80%，因此，患者只需自付1000元，有效地减轻了患者的经济负担。

此外，医院还成功开展了髋、膝关节置换术。新技术开展以来，髋关节、膝关节的成功置换率均为100%。同样，由于膝关节置换手术患者在三甲医院手术约需5万元，报销比例是45%，患者个人自付27500元；而在县医院手术仅需2万元，报销比例是80%，患者自付仅4000元，从而切实解决了患者看病贵的难题。

实践表明，学科发展不仅提升了医院的诊疗水平，也为患者节约了医疗费用，保证了医保资金的有效运行。

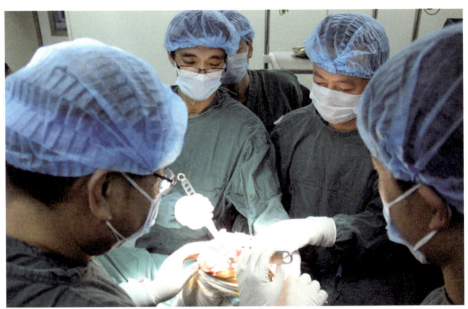
成功开展膝关节置换术

"走出去、引进来、沉下去"培养人才

人才培养是提升医疗服务能力的有效途径。医院采取"走出去、引进来、沉下去"的办法，先后选派50余名管理及业务骨干前往北京顺义区医院、福州市第二医院、泉州医高专附属人民医院、宁医大附属医院、银川市第一人民医院等三甲医院学习，进修培训，使他们开阔了视野，规范了流程，夯实了基础，提升了业务素质，增强了医院的自我"造血"功能。

医院还以"京宁""闽宁"医疗卫生精准帮扶及"千名医师下基层"活动为抓手，根据临床需求，充分利用帮扶医院的专业优势，通过坐诊、教学查房、手术带教、学术交流等多种形式，开展了膝关节置换术、腹腔镜、宫腔镜、白内障超声乳化术、血液透析、消化内镜介入治疗、支气管镜及体外碎石等多项新技术，有效解决了广大基层患者"看得上病、看得好病、看得起病"的问题。此外，医院还积极鼓励引导优秀医师下基层，选派优秀医务人员到乡镇卫生院开展对口帮扶工作，并将执业经历与聘任、职称评审挂钩。

学科建设发展，使医院的服务水平和能力不断提升，群众对医院的满意度也从2012年的86.5%提升到2018年的96.2%。

与此同时，医院对大型医疗设备也进行了引进和更新。2016年、2017年，医院先后购置了64排螺旋CT、1.5T型磁共振机等大型医疗设备，这些先进的大型医疗设

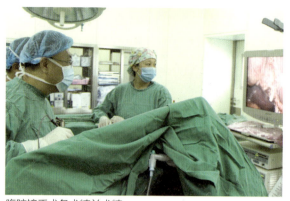

腹腔镜手术务求精益求精

备，不仅拓宽了医院的业务范围，更使广大群众受益。

不断创新服务模式

为深入推进分级诊疗，医院确定了"外联三甲强龙头、内扶乡村壮龙身、活龙尾"的方式，积极探索建立"兼顾供需、理性防治、便民惠民"的分级诊疗模式。

他们先后与大水坑、惠安堡、麻黄山等6所乡镇卫生院组建了医联体模式，成立帮扶领导小组，制订帮扶计划，落实责任，并延伸举办了社区卫生服务中心。

以惠安堡镇中心卫生院实施紧密型医联体试点工作为例，首先在医联体内部开展了"11451"的服务模式，即1个居民健康管理平台，1个帮扶团队，4个联动（双向转诊、医嘱、处方、在线问诊），5个中心（信息、心电、影像、检验、消毒供应），1个医疗质量监管平台。医院还任命一位科室主任为盐池县人民医院惠安堡镇分院业务副院长，除定期下派专家到卫生院开展临床业务指导工作外，还实行"县招乡用"的办法，将新招聘的大学本科毕业生定期安排到乡镇卫生院轮岗。功夫不负有心人，惠安堡镇中心卫生院加入医联体后的门诊人次和住院人次，较同期相比分别增长了10%和5%，卫生院整体服务水平上了一个台阶。

重建分配制度

为提高聘用人员的积极性，医院在岗位聘用、收入分配、职称评定、管理使用等方面，对编制内外人员统筹考虑，制定了《盐池县人民医院同工同酬管理方案》。在根据院龄、职称、学历等确定其报酬后，聘用人员实行工资、绩效与在编人员同等待遇。

此外，医院还制定了《盐池县人民医院绩效分配方案》，把医务人员收入与医疗服务质量、数量、技术难度、风险程度和患者满意度挂钩，更加公平、合理。重点是以岗位工作量、技术能力、患者满意度等为考核指标，降低经济核算指标比重，提高工作量在绩效分配中的比重，使绩效分配向高风险、高技术含量的科室倾斜。

改革前，各科室人员的绩效差距不到1000元，现在高风险与低风险科室的绩效差距达4000元。绩效工资拉开了医务人员的收入差距，有效调动了工作的积极性。优秀人才留住了，离开的人才回来了，职工对医院的满意度也由以前的86.5%提升到96.2%。

先诊疗 后付费

为方便群众就医，医院对参加城乡医疗保险的患者采取"先诊疗、后付费"的模式，只需提交个人的医保卡，并与医院签订协议，患者不需交一分钱就可以先住院；出院时，患者只需支付医保报销后个人自付的这部分费用。这不仅极大地减轻了患者就医的经济负担，同时也将大部分患者留在了本院。可喜的是，这一诊疗服务模式自运行以来没有出现一例恶意逃费事件，目前享受这一优惠政策的患者达2万余人次。

周兴月老人是盐池县青山乡的农民，2017年10月第二次住院，他依旧一分钱没交，住院20天出院结账，各项费用报销后，个人只交了530多元。出院时老人高兴地说："我住院后检查没少做，每天都输液。医院不但不催费，医生护士态度还很好，并且花的钱也少。现在确实能看得起病，也能看好病了，真要感谢国家的好政策。"

公益性有效回归

医院于2013年取消药品加成，实行药品零差率销售，执行药品采购"两票制"。截至2018年，累计减少的药品加成收入1646.2万元，其中70%由调整医疗服务价格进行补偿，20%由财政负担，10%由医院通过加强管理、节约成本自行弥补。

医院于2016年1月对能开展的873项收费项目进行了价格调整，其中降低了189项检查、检验项目收费标准，上调了684项诊查、护理、床位、手术治疗和中医服务类项目收费标准，调整后医疗服务价格达到应该补偿的40%。2014年至2018年，县财政共补偿药品加成经费420.3万元。

2018年以来，医院对骨科、眼科、检验科及放射科的医用高值耗材进行线上采购和院内二次议价，要求供货商直接降低采购价，从根源上降低医用耗材的支出。通过二次议价，骨科降幅达40%，检验科降幅达15%，眼科降幅达9%，医院整体成本水平较之前有明显下降。

通过以上举措，盐池县人民医院真正实现了"大病不出县"的医改目标，切实让广大群众享受到了医改政策带来的红利。

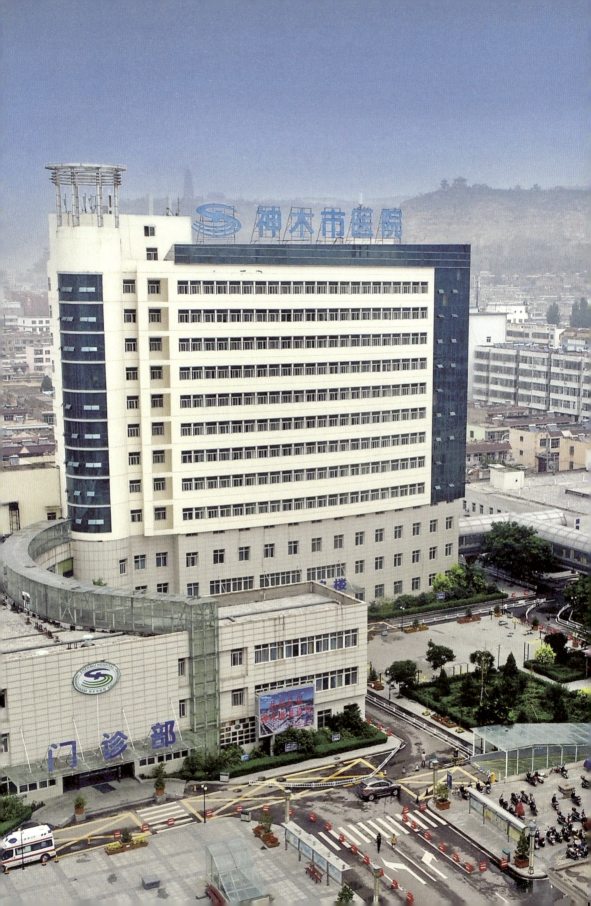

神木市医院

"大病不出县"的实力范本

文 / 王翔

始建于1948年的神木市医院是目前陕西省县域唯一的一家集医、教、研于一体的三级综合医院。医院同时也是全国首批50家县级公立医院改革试点之一。2017年，神木市百姓县域内就诊率已近95%。神木市医院院长王强说："如果不是医改，神木市医院不可能有今天的成就。"

"免费医疗"补需方

现有人口54.8万人的神木是陕西省最大的县，因为矿产资源集中在县域北部，2017年神木市实现生产总值1110.33亿元，县域经济综合竞争力稳居西北第一。

据悉，很多南部乡镇的农民放弃土地成为北部乡镇的外来客，人口流动加剧的同时，贫富差距也在不断扩大。2009年3月1日，神木对外宣布启动了"全民免费医疗"工作。"免费医疗"并不是严格意义上的"看病不花钱"，这项民生工程更准确的名称应该是"全民医保政策"，即在补需方层面实现了高标准、全覆盖。

2009年全国医保人均补助标准是230元，而神木当年就达到了400元。改革的范围不但覆盖全民，而且削平了居民、农民和机关职工之间的福利区别，拥有神木户口的干部职工和城乡居民，只要参加了城乡居民合作医疗和职工基本医疗保险，都将享受85%以上的报销比例和近乎免费的住院起付线报销制度。

其实，神木的医疗福利体系改革是一套经过复杂设计的制度产物，其贯穿的公平、可及、均等是具有超前性的，这些关键词对后来的全国医改有着重要的借鉴意义。

补需方的全民医保让人民群众的医疗需求得以释放，神木的医疗服务市场也随之发生变化。2009年以后，县域内的民营医院得到很大发展，百姓对医疗服务日益增长的期望和民营资本进入医疗市场带来的"鲶鱼效应"，都在倒逼县医院提升服务能力。

"三医联动"组合拳

国家关于县级公立医院改革政策的出台对神木市医院发展起到了良好的政策保障作用。2011年，神木县政府根据国家医改政策，出台了《神木县关于深化县级公立医院改革的实施方案》。方案中明确了政府举办公立医院的责任，制定了相关机制确保公立医院公益性目标的实现。

"钱从哪里来""人才从哪里来"是县医院发展的两大关键问题。《方案》规定，神木市财政对医院实行以床定编、以编定补的补偿机制。补偿按照1：1.6的床位人员比进行发放。为了建立公平高效的内部运行机制，调动医务人员积极性，政府将人事权交给医院，医院可根据业务发展需要，自主聘用人员。

王强介绍："神木医改打出的是一套'三医联动'的组合拳。在实行药品零差率后，市财政按照业务量给予医院经费补偿。按照一名门诊病人补贴17元，一名住院病人补贴180元的标准，2017年财政补贴金额1773.7万元，医院将补贴通过绩效考核发给医生，并调整部分医疗服务价格，实现了收入与改革前基本持平。"

医保控费的"上帝视角"

2017年，神木市医院收治门急诊病人72.5万人次，出院病人3万人次，住院手术7555台，医疗业务收入2.47亿元。王强介绍："神木市医院平均住院天数较全国县级医院平均水平短1.7天；费用方面，门诊次均费用比全国县级医院平均水平低30.3元、住院平均费用低1816元。"

这样的数据源于医院的精细化管理，如果没有强大的信息化做支撑，建立现代医院管理制度并实现真正意义上的精细化管理几乎是不可能的。

据神木市医院信息科主任张潇东介绍："神木市医院的信息化建设已经进行了10年，目前医院建立的决策支持系统可以通过PC端和移动端接入HIS、CIS、LIS、EMR、PACS、HRP、手麻系统、医院感染管理系统、不良事件上报系统等16个主要业务管理系统。通过这些系统，医院建起统一的指标体系，规范数据统计口径，提升原始数据的精细化程度。"

神木市医院的信息化系统能够进行大数据分析，提供包括患者门诊次均花费、门诊次均药费、住院次均药费、住院花费趋势图，以及科室门诊次均药费、门诊费用增长率、患者住院费用增长率在内的多项指标曲线图，及时、准确呈现医院动态信息，医院管理者通过手机就能随时掌握全院各科室每一天的工作情况。在这样的"上帝视角"面前，一切不规范的诊疗和用药行为将无所遁形。

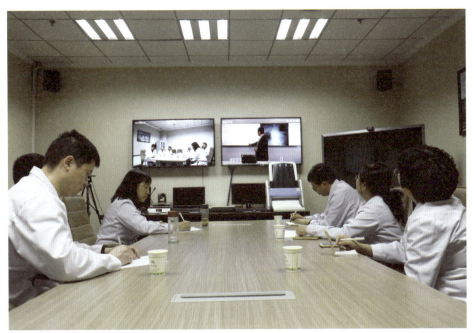

远程会诊助力大病不出县

王强介绍："全民医保并不是患者花多少就报多少，解决百姓看病贵，对医保进行严格控费是医院不可推卸的责任。"2017年，神木市医保资金结余1000万元。

创建"三乙"破茧而出

2011年，创建三级乙等综合医院的愿景出现在神木市医院第一个五年发展规划中；2015年底，陕西省卫计委将神木市医院纳入三级医院管理范围；2017年11月，神木市医院顺利通过省卫计委"三乙"医院现场评审评价。2018年9月，陕西省卫计委明确神木市医院成为全省首家县级三级乙等综合医院。

王强将医院的提质升级过程比喻成"破茧成蝶"，他说："这是发展的必然趋势，神木的百姓需要这样一家三级医院。"

政府在政策和经济上的支持以及医院的精细化管理流程为评审工作奠定了良好的基础。对于评审工作，神木市医院的经验是：第一、统一思想，全员参与。第二、对评审标准深化理解，具体任务分解细化，636个考核指标，缺什么补什么。第三、落实督查工作，对检查结果中出现的问题及时进行改进。在三年筹备期间，神木市医院围绕创建，保证日日都有具体工作，周周都有落实情况汇

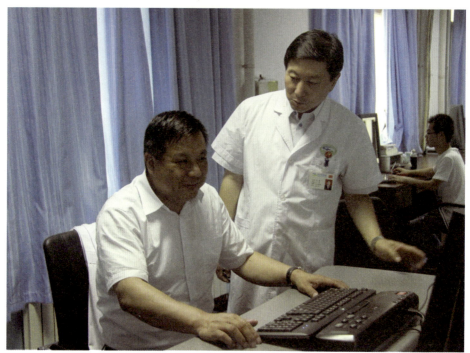

王强院长向神木市市长封杰（左一）汇报医院工作

报，月月都有小结。此外，医院还外聘专家，借智借力，指导具体工作。

三级医院创建成功后，神木市医院依然保持二级医院的收费标准，并结合当地百姓的需求，着力打造肿瘤、新生儿、精神心理等专业。目前医院胸痛中心建设已基本完备，心电中心与21个乡镇卫生院实现联网。王强表示，未来在夯实三级医院成果的同时要帮扶乡镇卫生院，发挥县域医疗中心的带头引领作用。

神木市医院创办三级医院的行动在陕西省开了先河，目前省内的多家县级医院也已经启动了专项工作。

为百姓解难 为政府分忧

王强的治院理念其中很重要的一部分就是让职工有幸福感、优越感、成就感。

除了保证一份体面并且阳光的收入外，医院还在岗位晋升、职称评定等方面给"有为者"搭建了广阔的平台。因此，神木市医院常年保持较高的职工满意度。

比职工满意度更高的是患者满意度。2017年神木市患者外转率为6.3%，百姓用"脚"投票，真正实现了"大病不出县"。

是不是只有政府在财政上全力投入，医院才能发展好呢？2017年神木市财政收入72亿元，投入到市医院发展上的经费大约占全年财政收入的1%。王强认为："医院发展速度与政府投入有直接关系，而医院发展质量，院领导班子要负主要责任。"他同时表示，"对医院而言，政府的政策支持比资金支持更重要。"

以神木市医院参加三级医院评审为例。在最初，县领导对于评审工作也是心存疑虑的，后来经过王强的多次汇报，医院创"三乙"的工作连续两年写入了政府工作报告。王强认为，"提高政府对于卫生工作的认识，给领导提供准确的决策依据和发展思路，帮助他们树立信心，这是每一个县医院院长的基本素质。"

政府投入同样看重"回报"。神木市医院在医保控费、患者满意度、职工满意度等方面给政府交上了一份满意的答卷。

"神木医改"满足了百姓的就医需求，活跃了医疗服务市场，也提升了县医院的服务能力。作为先行者，神木县医院每一次成绩的取得都有着示范的效应，每一次积极探路都在说明，县域卫生事业的健康发展是为百姓解难，为政府分忧，实现"大病不出县"，智慧就在"县域"。

2018年，医院成功跻身陕西省首家县级"三级乙等"综合医院，新增滨河新区院区和东院区，推行"一院三区"同质化发展战略。医院总占地面积7.3万平方米，年门急诊量81.5万人次，住院病人3.15万人次，已经成为一所集医疗、教学、科研、预防、康复"五位一体"的综合医院。2017年，神木市域内就诊率达到93.1%，连续6年实现90%以上的患者在县域内就诊的目标。

展望未来，王强院长自豪地说："医院将进一步以建设区域医疗中心为抓手，扎实推进学科建设，高标准改造肿瘤科病房，新开设儿科哮喘门诊、眩晕门诊、变态反应门诊，并积极筹备创建国家标准版胸痛中心，进一步打造市域内危重孕产妇及新生儿救治中心，切实提高医院诊疗能力。""大病不出县"的美好蓝图，正在神木县医院医护人员的手中化为老百姓的安全感和幸福感。

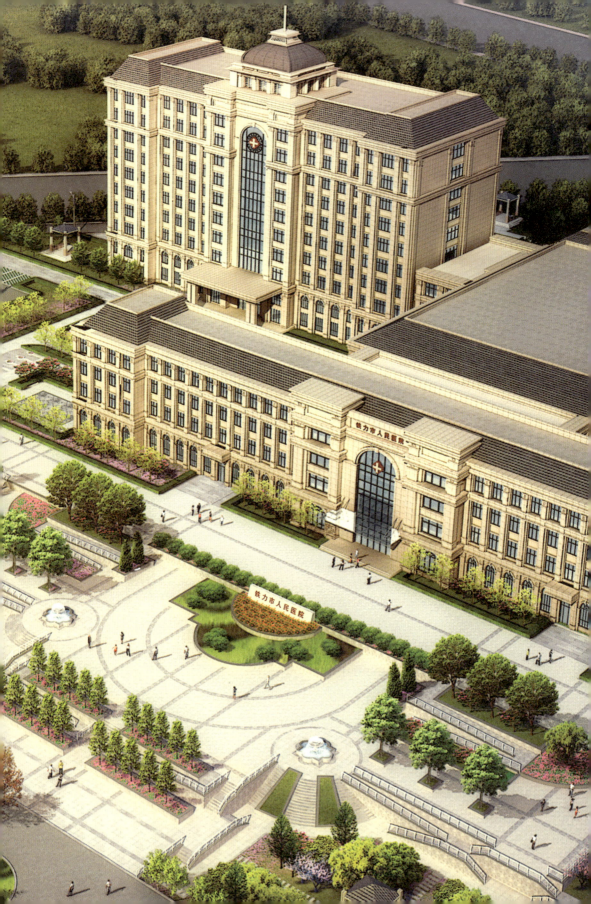

用医疗能力提升给患者吃颗定心丸

文 / 杨洪华 王翔

　　铁力，坐落于小兴安岭的青山绿水与松嫩平原的广袤良田之间，曾经的木材主产区如今已封山育林，只有呼兰河源头的泉水还在浇灌着万顷良田，年年为全国人民奉上数以百万吨的优质稻米。

　　近年来，随着东北地区人口老龄化的日益凸显，铁力市人民医院通过大数据分析，对当地百姓的疾病谱进行了认真梳理。结合医改的目标要求，通过依托专科联盟、推进医共体建设等举措，医院的诊疗、护理、管理、信息传输存储和综合服务等能力快速提升，大大提高了县域内就诊率。

大数据指导专业方向　专科联盟促进学科建设

　　作为老工业基地，东北人员流失严重，年龄结构失衡。日益凸显的老龄化进程，使该市近几年不同区域的疾病发病率也呈现出不同的特点。为此，铁力市人民医院依托HIS系统数据，自行研发了一套数据分析软件，通过分析发现，该地区的疾病以心脑血管病、消化系统疾病、内分泌疾病、恶性肿瘤等为主，其中心脑血管病占近45%，前五种疾病占比超过75%，这些数据为临床重点科室建设提供了有力的依据。针对这种情况，院长史家明提出："把主要的、高发病率的相关专科做大做强，让群众放心地留在县域内就诊治疗，就是解决了百姓看病难的主要问题。"

　　2016年初，史院长提出的重点科室建设计划付诸实施，针对高发病率科室进行人才培养和开展新技术的举措出台。除采取"送出去、请进来"的双向人才流动机制，选派科室骨干人员到上级医院进修学习外，还邀请专家来院带教，更新技术。2016年，共选派26人进修学习，邀请专家55人次到院授课指导，使医院整体的技术水平大幅度提升。

　　目前，医院普外科的腹腔镜手术占总手术量的45%以上，妇科腔镜手术占比超过40%，其中腹腔镜下保胆取石、腹腔镜下结肠癌根治术、单孔腹腔镜等难度较大的手术，都已顺利开展。王大爷的小孙子做完疝修补术后，竟然没找到切口。当医生告诉王大爷只在肚脐上有一个隐形的小切口、愈合后根本看不出来时，老人家竖起拇指连声夸赞。

借助上级医院的技术力量，形成科室共建、长期技术扶持的互动模式，也是该院借船出海的一招儿妙棋。近年来，该院先后与哈尔滨医科大学附属第一、第二医院和肿瘤医院等相关科室建立了专科联盟。在哈医大附属二院心内科的帮助下，铁力市人民医院心内科介入导管室2016年9月顺利建成，目前年完成造影500余例，植入支架100余例。如今患者不必跑到哈尔滨，在家门口就能完成造影和支架手术，转诊率由此降低了80%以上。此外，医院还通过"三九互联网医院"与北京各大医院合作，开展了实时线上远程查房，对疑难病例进行分析并提供教学帮助。

专科联盟的建立，不仅让患者受益，更让先进的管理理念随之引进。仅优化流程，就使抢救成功率提高了63%。2017年5月，该院心内科成功通过基层版胸痛中心的国家认证（也是东北地区首家授牌的基层版胸痛中心）。同样，该院与哈医大一院组建的神经内科专科联盟，因在治疗脑梗死方面取得显著效果，也通过了国家卒中中心的认证。此后，骨科、重症医学科、脑外科、消化内科等，都相继加入了上级医院组建的专科联盟。

随着医院医疗环境的改善，各科医疗技术的提高，患者量逐年大幅度上升，向上转诊的越来越少。

打通县乡村通道 "百医入百村"管理百姓健康

2017年8月，铁力市人民医院正式启动医共体建设，由人民医院牵头、以7家乡镇卫生院为成员单位的医共体初步形成。2018年3月19日，铁力市医共体建设方案通过市委常委会讨论，出台了相关文件。2018年8月9日，医共体正式运行。

如何建立县乡村一体化的医疗模式，实现真实有效的双向转诊机制，打造动态、连续性的健康管理办法，成为医共体运行中需要进一步解决的主要问题。

第一，需建立人才的双向流动机制。研究决定，市医院医务骨干定期到医共体成员单位出诊并兼任学科带头人，通过坐诊、查房、带教、讲座的方式帮助科室建设；同时，医共体成员单位选派技术骨干到人民医院学习。桃山卫生院经过近8个月的人才流动，参与共建科室3个，人员轮换14人次，开展业务讲座15场次，业务范畴进一步拓展，医疗质量与医疗安全得到了更好的保障，住院患者较之前增加了43%。双丰镇卫生院的妇科医生孙玉凤经过培训后，能够独立开展镜下子宫肌瘤和宫外孕的手术治疗。

第二，建立有效的双向转诊制度。医共体建设中最难的就是让老百姓能接受

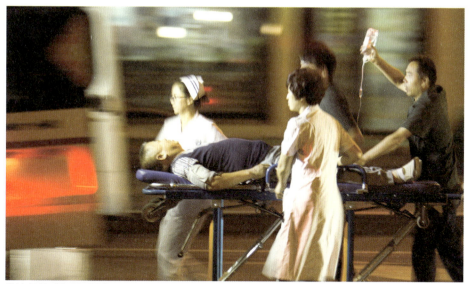
急诊急救"生死时速"

向下转诊。因此，提升乡镇卫生院的就医环境和诊疗能力是获得百姓认可的唯一办法。该院在医共体内部采取了人才流动、科室共建、质量控制等一系列办法，逐步得到了群众认可。为保证双向转诊的延续性，让牵头医院和成员单位都能实时掌握患者的病情变化，医共体内部还建立了动态的信息管理平台，并统一了药品的采购办法和药品目录。截至2018年10月初，已实现双向转诊586人次，上下转诊基本保持平衡。

第三，开展健康管理。2017年11月20日，一场覆盖全市贫困人口的全面健康普查活动正式推开。通过到院检查（医院开放16个检查诊室）、入户核查（派出7个巡回检查小组，走遍了所有自然村屯和敬老院）等方式，为全市贫困人口建立了3621份动态健康管理档案，实现了贫困人口尤其是因病致贫人口的健康摸底和动态管理。这份健康管理档案，也被铁力市扶贫办装入每位贫困户的档案中，并根据动态情况实时更新。

第四，实施"百医入百村"计划，提升优质医疗的可及性，助力医疗扶贫大计。铁力市共下辖76个行政村，地域辽阔，其中不乏交通不便的偏远山村。为了让百姓都能享受到市医院的医疗服务，2018年3月，铁力市医共体正式启动了"百医入百村"活动。百名骨干医生分组深入每个村屯，与村医一起为百姓送医送药。对于没有支付能力的贫困人口，医院先垫付药费，再由医院与医保结算，减轻了贫困患者的支付压力。对于偏远山区的百姓，除了定期入村，指导村医规范诊疗行为，提高诊治水平

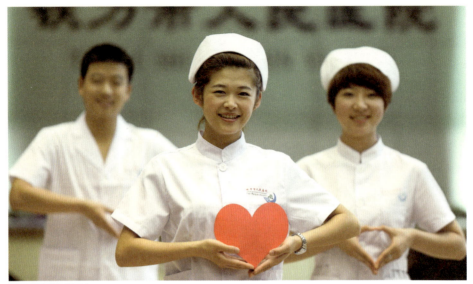

推行优质护理服务

外，还以快递、公交递送等形式，把在当地买不到的药品送到患者家中。

"百医入百村"行动开展以来，医共体的联动效应得到了充分的发挥——其间共派出人员700余人次，解决群众的健康问题500余个，派送药品15000余盒，为患有慢病的群众建立医疗档案2000余份，把医疗的可及性延伸到了每一个角落，让人民群众不仅能看得上病、看得起病，还看得好病，把健康扶贫真正落到了实处。

第五，提供医共体内远程医疗服务，给百姓吃上定心丸。为给群众带来更好、更便捷的医疗服务，铁力市人民医院在信息化平台及智慧城市建设的基础上，设立了区域性的远程诊断中心，包括远程影像中心、检验中心、病理诊断中心、远程心电中心等。通过医共体内的实时数据传输与共享，实现相同标准下的更高诊疗要求，增强各成员单位的协调互补，更好地优化医疗资源，降低医疗成本。信息化建设不仅把便捷与安全带给了群众，也给群众在基层首诊、上下转诊上吃了一颗定心丸。

不断探索前行 建设员工和群众满意的医院

随着医改的不断深入，铁力市人民医院除营造安全、舒适、满意的就医环境，还努力构建人文友好的县级公立医院和医疗服务共同体。

为创新管理，提高护理服务能力，2017年初，医院全面推广了患者标识腕带。使用PDA扫码识别患者身份，记录患者病情和用药情况，并随时上传到医院局域网络；2017年8月，引入了护理支持中心，实现了患者"入院有人接、手续有人办、检查有人陪、检查结果有人送"，不收任何费用，护理工作水平上了一个新台阶；2017年底，医院各病区使用平衡车，解决了长期以来因病区大、走廊长造成的护士工作量过大问题；护理部实行垂直管理，减员增效，服务水平显著提高。

作为铁力市唯一的二甲医院，行政人员占比仅为6%，最大限度降低了管理成本；引进中国移动阳光智能办公系统，普遍使用微信、钉钉等发布工作信息，减少会议80%以上，大大提高了工作效率；采取弹性工作制，在保证足够医护力量的前提下，剩余人员采取弹性休假制，以应对门诊量快速递增、医护人员工作量成倍增加的状况；推行6S管理，有效改进工作流程，形成科学、规范化的工作模式。

铁力市人民医院儿科设有儿童静点大厅。这里彩色地板是无声的，软包座椅非常舒适，多彩的墙面上绘制着孩子们喜爱的卡通人物。患儿来这里就诊，仿佛来到了儿童乐园，可以在童趣中暂时忽略病痛的困扰。为了能让孩子们尽量舒适地接受静脉注射，医院专门设计了儿童推车，家长可推着患儿四处走走，让患儿在轻松愉快中完成输液。

为方便家属陪护住院患者，医院免费提供了折叠式陪护床，还引进了水处理设备，为群众提供安全用水；物理诊断科冬季将耦合剂加热，避免过凉给患者造成不适；儿科准备了玩具；静点大厅准备了热水袋；此外，医院还为患者免费提供轮椅、杂物存放箱、雨伞、老花镜等，这些举措都受到患者及陪护家属的称赞。

不仅如此，医院还在各病房和卫生间安装了意外事件呼叫系统，卫生间免费提供手纸；医院更换了所有的含汞体温计、血压计，彻底消除了医院内汞含量超标的安全隐患；院内添置了单双杠、步行球等多种健身器材；花卉、盆景摆放在各科室和走廊里，院内还栽植了大量花草树木。总之，医院想方设法为患者提供了温馨舒适的医疗环境。

在普外科住院的楚老师出院时送了一面锦旗，他拉着主治医师信铁忠的手说："医院就像家一样，环境好，医护亲切，技术也越来越好。"

院长史家明最简单的心声，就是医院主楼上的八个大字——办好医院、做好医生。他说："让群众满意永远是我们衡量自我的金标准。能让百姓说好，就是我们最大的心愿，也是留得住患者的根本。"这个"好"是医疗质量与安全的好，是保障医改前行中不断破题的好，也是员工热心于工作、勇于承担风险的好，更是群众满意、真诚微笑的好！

多年来，铁力市人民医院在探索中努力前行，通过上下联动，提升服务与技术水平，患者留下来了，就诊率升上去了，群众健康有保障了。铁力市人民医院真心为民，真正给力！

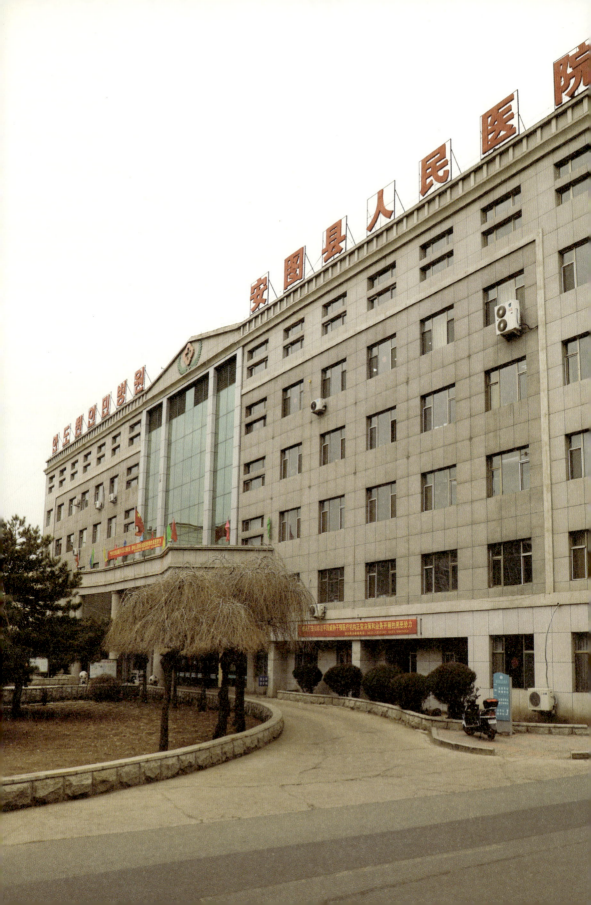

安图县人民医院

长白山下的奋斗足迹

文 / 宋攀 雷思

在外来人的眼里，安图县是令人心驰神往的地方。举世闻名的长白山就坐落在这里。国家级生态示范区、中国矿泉水之乡、人参之乡、蜜蜂之乡的美誉无不在诉说着这里优美的环境、宜居的水准。然而，在当地医管人士眼里，安图县县情还另有一番"滋味"。"老少边穷"所指的四个方面，安图县全占了。东北抗联著名战役"大沙河阻击战"发生在这里；地处少数民族自治州——延边朝鲜族自治州境内；身为边境线的一分子，安图县南部与朝鲜接壤；是国家级贫困县。也正因此，安图县是少有的不在西部，却享受国家西部政策的县。

除却县域整体经济水平的受限，地理环境和服务人口也是医院发展不得不面对的现实。安图县域南北狭长（150公里），东西窄（几十公里），交通十分不便。更为难的是，在这片7444平方公里的土地上，决定医院生存、发展的关键因素——常住人口仅有16余万人。并且，仅有的县域人口还面临着大量患者流失。从医疗服务圈来看，安图县人民医院距离省会城市只有396公里，高铁仅需2个小时，距离周边最近的三甲医院只有66公里，高铁仅需20分钟。同时由于历史原因，安图县人民医院基础条件、设施设备、技术水平等服务能力相对落后于周边地区。

在这样的客观条件下，医院生存面临困难。如何完成国家"大病不出县"的任务，如何提升百姓县域内就诊水平，这一重大命题考验着医院领导班子的决策能力和管理水平。作为县内唯一一家二级甲等综合性医院，安图县人民医院占地面积1.47万平方米，建筑面积2.6万平方米，开放床位数258张。

艰难困苦面前，安图县人民医院紧紧抓住百姓心理需求，为满足群众对优质医疗资源的渴望，诚心请贤、铁心改革，稳步将患者转诊率控制在10%以内，打了一场漂亮的翻身仗。

请贤带来发展转折点

"不去吉大看专家，吉大专家来看您"，安图县人民医院向全县人民发出的这个口号令人振奋。在该院相关的工作汇报文件中，吉林大学第一医院、吉林大学第二医院、吉林大学中日联谊医院、吉林大学第四医院、吉林大学口腔医院等多家医院以及这些医院的招牌专科专家名字频频出现，昭示着此项工作在医院的分量。

谈到安图县人民医院"大病不出县"工作战略以及领导班子的心力所向时，该院院长云庆军表示："得了大病，老百姓是不相信县医院的。怎么能够把学科品牌建起来？如何提供一个老百姓接受的医疗服务？这是我们考虑问题的出发点。"在调研分析了几个转诊率高的专科以后，医院领导层从患者心理需求出发，一致分析认为，对于大病患者，老百姓一定是想看专家的，只有引进专家才能留住患者、拓展学科，遂将"知名专家到位"定为医院学科发展的破题之道。

在具体的战术中，安图县人民医院分析了转诊率高的病种，综合多种因素考虑，圈定医院需重点突破的科室。以科室名单为准绳，对标全省范围内相应专业的明星专科、学科带头人、学科所在医院。这样一来，不仅做到了按需定制，明星专科的带领也为医院高起点发展提供了保障。

但同时，将全省塔尖上的医院和科室作为安图县人民医院及科室的"攀亲"对象，这一高标准给工作开展带来考验。刚开始的那段时间，"县域就诊率90%""大病不出县"的国家政策尚未出台，国内尚未形成优质医疗资源下沉的氛围，下基层意识较为淡薄。安图县人民医院"引凤凰""结贵"工作开展起来困难重重。

"我一个小医院院长去找那么大牌的专家，刚开始挺费劲，很难。首先是不熟悉，得通过各种关系去找。专家事情也很多，一听是个不熟悉的小县城，也没兴趣。"云庆军说。

一次碰了壁，就两次；两次不熟悉，就三次。怀揣着16万百姓的看病需求，背负着360名员工的职业发展，安图县人民医院领导抱着一颗诚心一次又一次登门拜访，抢时间、找机会和专家、专家所在医院领导联系，向他们讲解安图县人民医院。最终，国内、省内的一些"明星"专家被安图县人民医院的诚意打动。

在总结经验时，云庆军表示，先与上级医院建立联系，然后上级医院再把其优势科室与安图县人民医院科室结对子。这其中，最难的是打消"明星"专家的顾虑，调动专家参与的积极性。

云庆军指出，"明星"专家到基层县级医院最大的顾虑是患者安全问题。一些外科专家甚至会开宗明义："我到你那儿手术，你能不能给我提供同质化的设备和服务团队？"

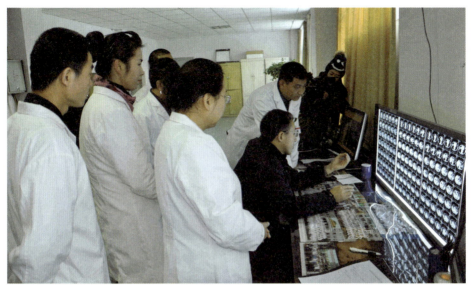

吉大一院放射科专家到我院讲学

　　如果提供同质化的服务，就需要投入设备。对于生存本身可能就存在困难的医院来说，再拿出一笔不小的投入买设备，实属不易，这一决定直接考验着医院决策的执行力。在安图县人民医院主要领导看来，同质化医疗服务是百姓期盼，坚守"以患者为中心"的价值理念，必须要求医院克服困难。云庆军介绍，从2014年至今，医院设备投入达4000多万元。

　　除了增加投入，为打消专家们的顾虑，安图县人民医院还全方位、多角度考虑。比如，在医院与医院的框架之内履约，坚决杜绝飞刀模式，该备案的备案，该合规的合规，尽可能地规避一些风险。

　　2013年至今，医院已与吉林大学第一医院肝胆胰外二科，吉林大学第二医院骨科医院、乳腺外科、妇产科、眼科、耳鼻喉科、肾病内科、皮肤科，吉林大学中日联谊医院甲状腺外科，吉林大学第四医院胃镜中心，吉林大学口腔医院等多学科建立了协作关系，同时聘请了国内知名的甲状腺专家孙辉，省内知名的骨科专家王金成、耳鼻喉科专家金春顺、胃肠镜专家孙远杰等多名顶级专家为医院客座教授。

　　这些专家定时到安图县人民医院坐诊、查房、抢救危重患者及手术指导、举办学术讲座等，以多种形式对医院医务人员进行培训。云庆军以甲状腺科为百姓带来的便捷举例，以前老百姓看甲状腺疾病，需要跑到长春去，先挂上专家号，开单子做彩超；若怀疑为恶性肿瘤，需要穿刺，还得约一次；穿刺完了，病理结果出来以后，需要手术，还要再跑一趟约床位、约专家……除了折腾，三甲医院手术收费标准也高，再加上车马费、陪护费。而如今，随着专家的到来，患者可在当地享受同质化的专家服务。当天做彩超，凭诊断结果专家给穿刺，病理标本送到吉林大学中日联合医院；只需病理结果返回来，专家过来做手术即可。

根据统计，2017年，上级医院专家共到安图县人民医院出诊127次，接诊3041人次，手术769人次，直接为老百姓节约的医疗费用500余万元。

此外，除了方便患者，"明星"专家、医院的开发也带来了医院业务发展。与吉林大学各知名医院建立紧密联系后，安图县人民医院每年会选送一批业务骨干到这些医院学习专业理论知识、临床经验及医院管理，引进一批创伤小、疗效好的新技术、新项目，带动该院业务水平和管理水平的进一步提高。截至2019年，该院已能独立开展一些高精尖技术，像消化内镜镜下治疗、白内障超乳治疗、癌症三阶梯规范化止痛治疗、种植牙等技术均达到省内县级医院先进水平。

几年下来，身为院长的云庆军为当时的决定感到庆幸。"如果没有设备支撑，这几年医院根本就发展不了。我们正慢慢通过学科建设步入良性发展轨道。回过头来想，如果当时没有拓展学科、拓展服务面，现在可能工资都开不出来。"

变革奉献为民生

国内医学界流传的一句话是，县级医院如能建好五大中心（胸痛中心、卒中中心、创伤中心、危重孕产妇救治中心、危重儿童和新生儿救治中心），就能解决县域大部分医疗问题，也就能够确保90%的"大病不出县"。可鲜有人知道，建设好一个中心，对于一个贫困地区的小县来说，需要经历什么。

2017年11月3日，远在广州调研学习的云庆军接到院里的电话：医院胸痛中心通过认证了。听到这个消息，云庆军眼里饱含热泪。外人想象不到，安图县人民医院举全院之力，发动全县建设的胸痛中心经历了怎样的历程。

2016年年初，当医院领导层提出建设胸痛中心时，几乎受到全院职工的不理解。很多人认为："建胸痛中心要牵涉大量的时间和精力，需要调动全院力量，还不能给医院带来任何效益。说白了，就是出力不讨好。"

云庆军在调研中发现南方很多优秀的医院、优秀的人才都在积极推动医院胸痛中心建设。最终，云庆军敞开心扉，坚定了全院医护人员说干就干的劲头。他明确告诉大家，胸痛中心不是为了建而建，不是为了通过认证而建，不是为了医院效益而建，而是为了规范医院诊疗行为，强化患者安全。医者最高的价值追求是从患者利益出发。云庆军的一番话语点燃了大家胸中的工作热情。

如今，安图县人民医院已经成功打造区域内网络协作救治体系，在医联体内部建立了村医、乡医、县医互动联动微信平台，涵盖全县177名各乡镇乡医和村医，使上级医院、下端基层医疗机构、医生、患者四方联动。安图县人民医院监测平台，24小时值班，医生们及时沟通、交流信息。

如果不是这套区域协同体系，今年60多岁的老王（化名）很可能就致残或不在人世了。2018年年初，老王在家突发胸痛，到乡镇卫生院就诊时已发病5小时。乡镇卫生院心电图检查后，安图县人民医院在平台上进行了诊断，确诊ST段抬高型心肌梗死。

而在以往，老王的遭遇将是另一番景象。乡镇卫生院做完心电图，不具备直接确诊能力，会将患者转到安图县人民医院。待患者历经3小时辛苦来到县人民医院时，会错过溶栓时间窗，超过县医院救治能力，再转到上级医院。一而再再而三地转诊，会让危急患者失去治疗的时机。患者即使存活了，将来也很可能遗留比较严重的心力衰竭，丧失劳动能力，给患者经济、生活带来巨大打击。

而安图县人民医院在第一时间就积极协调延边大学附属医院（延边医院）急诊PCI手术。经过通力协作，患者转危为安。而如今，老王可似常人般进行一般劳作，正常生活。

生命是无价的。成功挽救老王生命让参与的每一位医务人员感到无比兴奋。而自胸痛中心建成一年来，安图县人民医院平均心梗溶栓时间从原来的90多分钟缩短到了36分钟，缩短了60%，最短的一个病例仅用了8分钟。

"现在回过头来看，虽然很苦很累，也没什么经济收入，但能给老百姓带来更大的益处，我们还是非常欣慰的。"一位中层干部道出了安图县人民医院全体医务人员的心声。为提高急危重患者抢救成功率，降低患者县外转诊率，2018年，安图县人民医院乘势而上，继续建设脑卒中中心、高危孕产妇救治中心、高危儿童和新生儿救治中心、康复医学中心。

"县级公立医院的责任是，一手要托起老百姓的看病就医问题，为老百姓提供一个认可、方便、安全的技术和环境；一手要托起360名员工的吃饭、工资问题，为员工提供一个职业发展平台。两只手一定要平衡好，平衡好了事业才能发展。过度消耗任何一方利益都不行。"云庆军感慨地说。

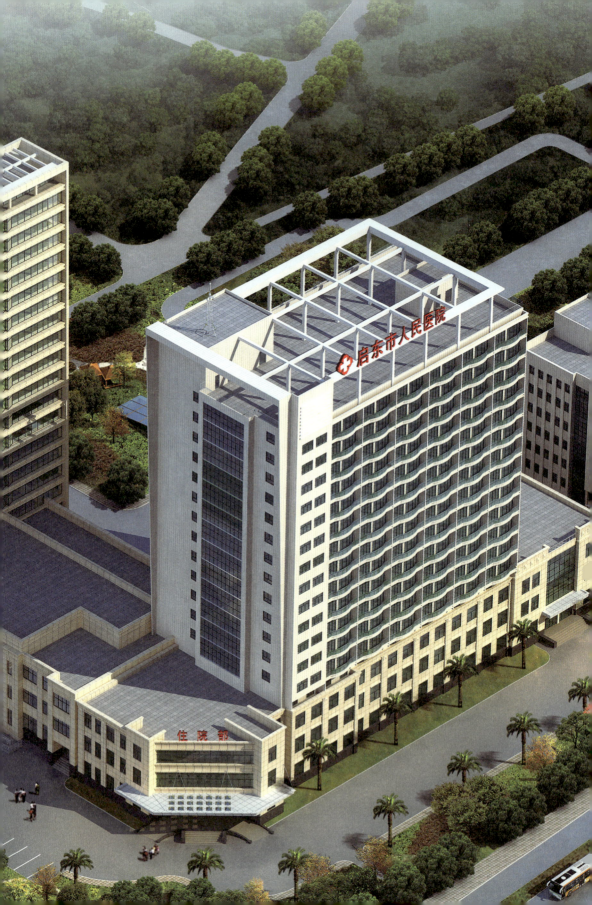

启东市人民医院

住院部

启东市人民医院

加快转型发展 实现"大病不出县"

文 / 陆健泉 龚海燕 郑莉丽

　　2015年，对于启东市人民医院来说，是具有转折性的一年。这年，该院被江苏省确认为全省3家县级公立医院改革试点医院之一。作为改革的试水者和先行者，2016年4月，启东又成为全国县级公立医院改革的四个示范县之一。该院不负众望，抓改革促发展，正确定位，把握医院发展的方向，改变传统的运行模式，在组织架构、经营管理、运行模式等领域加快战略转型，探寻出医院可持续高质量发展的突破口，成为人民满意的县级医院。2017年江苏省公立医院综合改革满意度调查中，该院以总体满意度99.39%得分位列全省第二。启东百姓"大病不出县"，就医获得感稳步提升。

　　与共和国同龄的启东市人民医院，1994年被评为全国首批二级甲等医院，2011年5月与启东肝癌防治研究所合并，2014年11月被江苏省卫计委确认为三级综合性医院，核定床位1000张。

　　用数字描述医院往往更直观和客观：医院占地面积86亩，建筑面积126337平方米；2017年门急诊量为69.7万人次，住院5.08万人次，手术11231台。在该院23个职能科室和40个临床医技科室中，有全国综合医院示范中医科，有7个南通市重点专科和1个南通市重点建设专科，1个南通市重点学科和2个南通市创新团队；1371名员工中，高级职称197人，中级职称316人。硕士研究生83人，博士4人，享受国务院特殊津贴2人，江苏省有突出贡献的中青年专家3人，江苏省农村优秀中医临床人才2人。

取消药品加成 "腾笼换鸟"

　　2014年8月起，医院全面取消药品加成，同时两次调整医疗服务价格。由于是试点，不少人会担心，减少了药品加成会不会增加患者负担。而这也正是政府和医院努力避免的。该院通过降药价、调价格、控费用、腾空间以及政府增加财政投入补偿等措施，初步形成"腾笼换鸟"。同时，医院进一步规范医疗服务行为，加强

"三合理"检查，要求大型检查阳性率不低于80%，加大对各项费用指标的督查力度，通过医疗服务信息公示、药品集中招标采购、药品用量预警、患者就诊均次费用控制等一系列措施，进一步扩大"腾笼"范围，为第三次价格调整奠定基础。

数字是最具可信度的：2016年，医院药品收入较前年减少了6273万元，下降25%；2017年，医院药品收入又较2016年减少了3151万元，下降15%；2017年，医院的药占比为35.33%，比2016年下降了2.92%，比2015年下降了11%；门诊均次费用和住院均次费用2017年同2016年相比分别下降了0.73%和6.90%，同2015年相比分别下降了9.33%和4.16%；平均住院日2015年为10.3天，2016为9.97天，2017年为9.51天，呈逐年下降趋势，一定程度上减轻了群众的就医负担。

改革优化了医院收入结构，医务性收入占比显著提高，为医院可持续发展奠定了基础。

坚持公益性 强化为民惠民意识

强化为民惠民意识，首先就要改善患者就医体验。走进医院，患者体验到的是卫生、宁静、舒适的就诊环境和先进的辅检设施。患者反映挂号不容易，医院便提倡限时服务，开展多种方式的预约诊疗服务，如电话预约、网上预约、微信预约、出院复诊预约等。医院还开展分时段预约诊疗服务，包括预约就诊、预约检查和预约治疗。为改善病人就医体验，医院全面开展优质护理示范工程，努力提高临床护理技能，根据患者的需求，服务窗口实行弹性排班，分层使用护理人员，开展分诊、导诊、咨询亲情式导医服务。以往，结算和取检查结果等占用患者不少时间。如今，医院应用信息化手段，为患者提供安全、便捷的支付平台，包括诊间结算、自助机支付，利用自助机发送报告等。医院重视倾听群众意见，他们开展患者满意度调查和出院患者回访活动，及时解决群众反映的突出问题。2016、2017年通过患者双线回访和引入第三方患者满意度调查，患者满意度始终保持在97%以上，群众医改的获得感明显增强，公立医院公益性得到凸显。

调整功能定位 转变服务模式

县级公立医院是农村三级医疗卫生服务网络的龙头，承担基层人民群众常见病、多发病的防治及危急重症的抢救工作。医改中，医院积极调整功能定位，实现3个转变，即由单纯的医疗服务向医疗服务加健康管理转变；由单向诊疗向双向转诊转变；由单一医院管理向集团医院管理转变。

随着社会进步，广大人民群众对健康的要求越来越高，为满足群众"不生病、少生病、不生大病"愿望，医院开讲座、设专栏、拍微电影和开展义诊，传递健康理念。医院每个科室组建健康管理团队，践行预防、治疗、康复一体化管理的理念。

建设医疗集团 落实分级诊疗

2016年，启东市组建了两大医疗管理集团，启东市人民医院作为龙头医院，管辖1家二级医院和6家乡镇卫生院组成的第一医疗管理集团，实行统一发展规划、人事管理、财务管理、资源调配、绩效考核的一体化管理模式，建立了分工协作、分级诊疗、人才培养、质量管理、技术共享的五大运行机制，将人才、资源、病种"三下沉"，实现基层首诊、分级诊疗、急慢分治、双向转诊。

集团内组建有消毒供应中心、病理中心、会计核算中心，实现集团内资源的共享互助；以卫生信息化为依托，完善集团内远程会诊中心、远程教学中心、远程影像中心、远程临检中心、远程心电诊断中心的建设，实现了下级医院检查上级医院诊断，极大地提高了基层医疗服务能力，促进城乡医疗水平的均衡发展，保障分级诊疗推行实施。例如远程心电诊断中心承担医疗集团内所有基层医疗机构的心电诊断任务，日均业务量400多人次，年业务量13万人次，并且以平均每年20%的幅度递增，最快5分钟内出具心电远程诊断报告，"基层检查、上级诊断"的模式也实现了优质医疗资源下沉到基层的医改目标。

县医院医务人员下基层作为职称晋升的刚性条件，开设全科医师培训班，建立辐射到集团所有成员的统一培训机制，开展结对帮扶，建立结对帮扶名誉主任制度，县级医院各科主任担任基层医院学科带头人，每周到基层医院进行会诊、查房、手术、教学，使基层医院医疗服务水平显著提升，方便群众就医。

2018年，启东市新农合人均费用标准增加到1000元，再降住院报销起付线，提高住院补偿标准。按照"总额预付、集团管理、结余留用、超支自理"的基本原则，病人住院费用由收入转为医院成本，由"要我控制"变为"我要控制"，真正使医疗集团成为责任共同体、利益共同体、发展共同体。医保制度的改革，为分级诊疗的落实找到了突破口，老百姓的住院费用实际负担不断下降，集团基层医院床位使用率较之前提高了30%以上，县域内就诊率将近90%，小病不出村、常见病不出镇、大病到县级医院的目标正逐步实现。

加快转型发展 提升医疗服务能力

医院围绕外科微创化、内科医技化、医技介入化、治疗精准化的工作思路，加强学专科建设，提高专业技术水平，展现精湛的医术和优质的服务，形成特色品牌，走特色发展之路，赢得社会认可。

医院充分发掘肿瘤学科人才、技术、设备资源，持续激发和深度挖掘学科发展潜能，巩固学科整体优势。目前肿瘤学科包括3个内科病区、2个外科病区和1个病因室，72名医务人员中有博士生2名、硕士研究生18名，享受国务院特殊津贴高级专家1名。病因室作为南通市重点科室全面开展肿瘤的防治研究工作，曾与中国医学科学院、第二军医大学等单位协作开展的多项国家重大专项课题，获得国家、省级多个奖项。

对具有发展实力的专科建立亚专科，如骨科分成创伤组、脊柱外科组、手外科组和关节组；普外科分成甲乳外科组、胃肠外科组和肝胆外科组。培育专业人才，突出专科优势，集中精力打造有影响的特色专科，从而推动专科建设。医院自行培养骨科关节组博士及创伤组博士各1名，分别送美国、德国进行培训，带动了医院整个专业的快速发展。2017年大外科三、四级手术率达到61%；胆囊腹腔镜手术率从20%提高到95%，妇科病患腹腔镜手术率从25%上升到75%，微创治疗深受患者赞誉。

走个性发展之路。特色技术专科结合专科现有的资源和技术水平，着眼于前沿技术和先进手段，将技术做专、做精，形成独特的技术优势。该院胸痛中心的建立就是一个突出的例子，不少病患经中心抢救转危为安。2017年12月，中心通过了国家胸痛中心的评审。

37岁的王先生忘不了帮自己逃出"鬼门关"的医生们。那天，他突发胸闷，到启东三院就诊，就诊期间呼吸、心搏骤停。考虑患者病情危重，三院通过120将他转到胸痛中心，"急性心梗病人绿色通道"调动心内科专家、重症医学专家、放射科专家以及相关医护人员，确保了这位心搏骤停病人入院后得到最高效的抢救。在进行急诊冠状动脉球囊扩张支架植入术时，医生发现他前降支开口已100%闭塞，经过奋力抢救，在重症监护病房医护人员的精心监护下，王先生成功渡过肾衰竭关、肺功能复苏关，重获新生。

又如，该院脑卒中心开展静脉溶栓和动脉取栓术，治疗有效率达75%，其中明显好转率达55%，促进脑卒中患者早期康复，降低发病率、致残率、致死率，并于2018年6月被中国卒中中心联盟授予"卒中中心"称号。此外，烧伤科异种皮肤替代物研发与临床应用，获得"国家技术发明二等奖"。

值得称道的还有消化内镜中心，患者不出启东就能接受ERCP和ESD手术。内分泌科还设置了糖尿病专科门诊，建立了5000余人糖尿病患者队列，开展了健康管理和糖尿病外周血管介入治疗，制定了糖尿病多学科联合治疗制度。同时与上海交通大学附属第一人民医院开展了"以肠道菌群为靶点的营养干预对糖尿病慢性并发症的影响"的课题研究，标准化管理使该院成为"国家级标准化代谢病管理中心"，糖尿病的管理和治疗已形成本地特色优势。

沪启合作 提升医院水平

随着启东经济的不断繁荣，沪崇启大通道的畅通，人们到上海就医成为常事，而预约上海专家很难。为此，医院建立了上海名医远程会诊中心，通过远程会诊系统，可使上海名医和本地患者进行实时的可视对话，使本地的疑难杂症患者及时获得上海名医的诊治；同时建立多专科合作平台，先后与同济大学附属第十人民医院心内科、消化科、骨科，上海中山医院消化科，上海华山医院普外科，上海肺科医院胸外科，上海新华医院儿科和上海杨浦中心医院妇产科等合作，建立了8个专家团队，专家定期来院门诊、教学查房、手术等，方便了群众就医，使百姓不出启东就能享受上海专家的诊疗服务，大大提升了患者的满意度，也提高了医院相关学专科的技术水平，"大病不出县"的目标正在逐渐成为现实。

2018年7月18日，近海镇临海村的小晨迎来了她出院的日子。不久前，妈妈在洗澡时发现女儿背部不平，遗憾的是，小晨11岁了，已过了脊柱侧凸保守治疗的黄金时间。启东市人民医院骨科副主任建议他们找每周三来医院坐诊的上海脊柱专家张海龙教授会诊。之前打听到在外地做矫正手术要30万元左右，小晨的爸爸发愁筹不齐手术费。张教授了解情况后说："我可以在启东为孩子动手术，费用比去外地省一半多。"研判病情，小晨患的是罕见的神经纤维瘤病型脊柱侧弯。手术难度极大，在近5个小时紧张的手术中，无论是医务人员还是患者家属，每个人的心都在悬着。当看见全麻清醒后的小晨不自觉地伸动双腿时，张海龙教授和启东人民医院的骨科主任们松了一口气："我们闯过了手术关，孩子的神经没有受到损伤，双腿的运动说明了一切！"正是沪启医疗的深度合作，使启东的百姓不出县、少花钱，就能享受高质量的医疗服务。

为人民群众提供全方位的健康服务是十九大向人民作出的庄严承诺，启东市人民医院作为医改的"急先锋"和全国医改的"样板田"，在先行先试中实现了蜕变跃升。医院由传统的医疗卫生观向大医疗、大健康观转变，工作重心从以治疗为中心向以健康为中心转变，在医改的浪潮中努力提升人民群众医改的获得感和幸福感，如同"一缕阳光"，将启东百姓的健康梦照进了现实。

2019年2月20日，启东市人民医院通过省医院评审委员会评审，成功升级为三级乙等综合医院，成为启东市首家三级乙等综合医院。

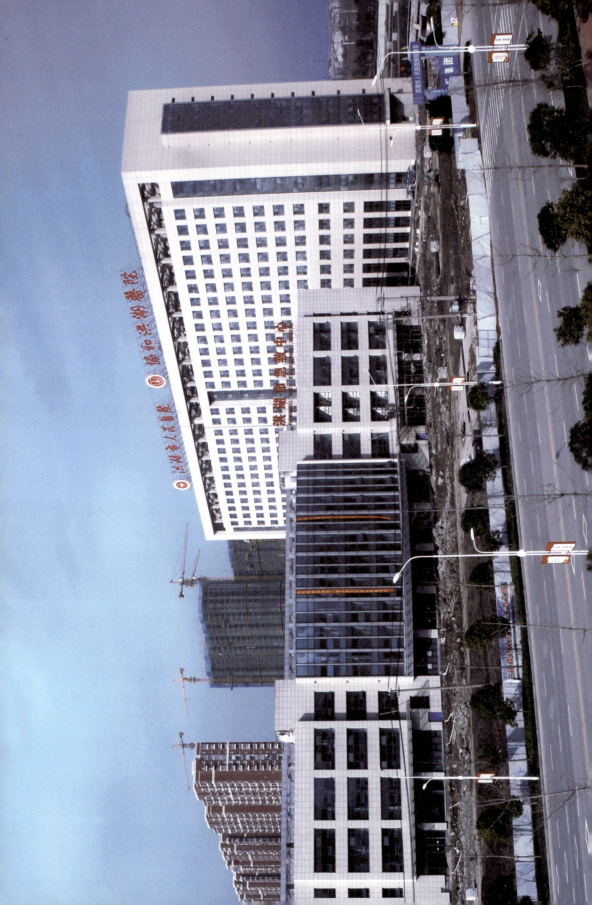

布分级诊疗新格局 建合理就医新秩序

文 / 徐开勇 郑莉丽

"人人都说天堂美，怎比我洪湖鱼米乡。"

洪湖，被誉为百湖之市、水产之都、旅游胜地、工业新城。人们说，洪湖是红色的，洪湖是绿色的，洪湖还是金色的。洪湖人把洪湖的红色品牌和绿色资源有机整合，将洪湖打造成持续发展、繁荣美丽的城市。

凭借洪湖发展东风，创建于1951年6月的洪湖市人民医院，已成为集医疗、科研、教学、急救、预防和康复于一体的二级甲等综合医院、爱婴医院、二级优秀医院；是洪湖市唯一一家国际紧急救援中心网络医院。作为县域医疗卫生的龙头单位，该院担负着全市近百万人口的医疗保健、急危重症抢救、疑难病症诊疗的主要任务，是洪湖市医疗技术指导中心，也是城镇职工医保、居民医保、新农合病人定点收治医院。

在基础薄弱地区实现跨越式发展，将发展的实惠带给群众，通过布分级诊疗的新格局，洪湖市建立起"疑难重症上转有通道，缓解康复下转无障碍"的合理就医新秩序。新秩序的建立，解开了一道难题：如何充分有效地使用优质医疗资源，怎样快速均衡地促进基层发展。

引进优质资源

对于医院，要留住病人，说到底要能看得了病。洪湖市原本医疗水平底子薄，引进优质医疗资源是快速改变自身条件的好办法。2015年7月18日，洪湖市人民政府与华中科技大学同济医学院附属协和医院（以下简称"武汉协和医院"）签署医院全面托管协议，协和洪湖医院正式挂牌。

东风满帆，加速医院发展正当时。洪湖市人民医院/协和洪湖医院抓住机遇，以创建高品质的县级市三级综合性医院为目标，三年来，他们着力打造洪湖市临床疾病诊疗中心、创伤急救中心和微创手术中心。目前，他们正加倍努力，争取步入全省县级医院第一方阵行列。他们的愿景是：实现立足洪湖，辐射周边，让百姓大病不进省城，小病不出一小时行程，在家门口就能享受到三级医院的优质医疗服务。

武汉协和医院的全面托管，开启了洪湖市人民医院快速发展的新篇章。他们立足本院，补短板、促发展。内科，以慢病和老年病为突破口；外科，则以微创手术为突破口。依托武汉协和医院优质医疗资源和医学人才"双下沉"，医院制定了学科发展五年规划和重点学科建设方案。急性心血管疾病风险大、死亡率高，以往没有救治条件，一些病人因外送不及时而失去了生命。为解决这一问题，该院积极创建胸痛中心，大大提高了急性心血管疾病救治的成功率，在武汉协和医院领导和专家的关心与支持下，医院顺利通过了湖北省首家县级医院基层版中国胸痛中心认证。

重点专科建设，也是医院做强的重要举措。目前，该院的神经内科、康复科分别被评为省级、市级重点专科。在管理、科教和人才培养方面，医院聘请武汉协和医院医务处徐永春主任、消化内科胡耿成副教授、泌尿外科陈朝晖教授、护理部刘义兰主任为督导专家，定期来医院进行专业指导和技术帮扶，全面提升医院的综合实力。

全面托管后，医院开展新技术89项，44项填补了洪湖市或荆州市技术空白，化解了技术难题。目前，该院的新技术发展已形成制度化、规范化、常态化局面：在荆州市率先将3D打印技术应用于创伤骨科手术；完成了荆州第一例、全省第三家脊柱微创——机器人辅助下椎体成形术；利用蔡司手术显微镜为脑出血患者进行血肿清除术……

有位身患多种基础疾病、腰椎间盘脱出并伴有椎体滑脱的患者必须进行手术治疗。但该患者基础疾病较为严重，过去手术只能在三甲大医院进行，然而高昂的医疗费用，让经济本不宽裕的他望而却步。犹豫之际，抱着试试看的态度，他来到洪湖市人民医院/协和洪湖医院，打算碰碰运气。骨科专家看了检查结果，耐心细致地询问了患者腰腿痛发病时间、疼痛部位、基础疾病等具体情况后，经过科学严谨的身体检查和仔细分析研判，决定为他实施微创治疗。术后17天患者出院时，疼痛已完全解除，四肢活动自如，身体恢复健康。他给医院写来了感谢信，在信中他表示：高超的医术就像是一阵清风，带给人清新、温暖和希望。

加速自身造血

输血可解决一时之需，造血才能长久发展。武汉协和医院全面托管洪湖市人民医院后，将加快人才队伍建设作为医院战略发展方向。截至2018年1月，他们已举办各类继续医学教育活动76期，其中国家级继续医学教育项目3项（首次由县级医院承办），省级继续医学教育项目9项，市级继续医学教育项目17项。医院开展

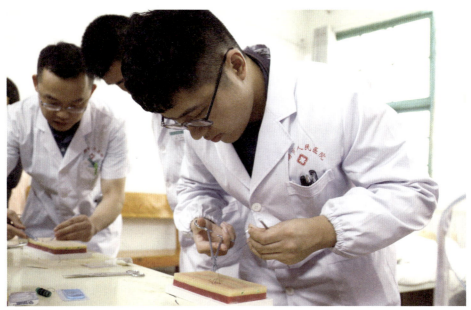

千锤百炼

业务培训与学术讲座92期，出台了优秀青年医师培养计划+柔性人才引进管理办法，93名卫生专业技术骨干赴武汉协和医院深造学习。医院还自筹资金组建了协和医院临床技能培训中心——洪湖基地，由刘义华博士牵头，针对洪湖市域内医疗机构开展理论教学和操作培训32场次，培训学员326人次，该培训项目受到了广泛关注并被国家级媒体《健康报》报道。

分级诊疗显效

为满足患者就医需求，洪湖市人民医院/协和洪湖医院参与创建省、县、乡区域医疗联合体，开展双向转诊、逐步推进分级诊疗工作。他们着力开拓基层首诊、急慢分治、双向转诊、上下联动的新局面，以满足老百姓多元化医疗需求。为了方便患者就医和保障检验质量，该院建立了检查检验、病理诊断、医学影像等中心，推进市（县）域内检查检验结果互认，降低了医疗成本，使县域内患者更加便捷地享受优质医疗资源，为医院技术水平全面提升奠定了坚实的基础。

王静和她的家人永远忘不了那次惊心动魄的"生死时速"。

2016年2月20日，28岁的王静在洪湖市人民医院/协和洪湖医院产下一名健康女婴，她的一家沉浸在喜悦之中。不料，22日下午，王静突然晕倒，呼吸、心跳停止。医生紧急实施心肺复苏、气管插管等救治措施后，王静虽然有了心跳，但呼吸、神志仍未恢复，病情十分危急。根据王静的症状，医生初步诊断为肺栓塞。肺栓塞死亡率很高，被称为"沉默的杀手"。在立即实施抗凝治疗并没有收到明显效果时，医生们一边积极救治，一边向武汉协和医院紧急求援，武汉协和医院闻讯立即开通绿色通道并派出专业救护车和急诊科医生携带呼吸机赶赴洪湖。

两家医院的医护人员联手，连夜护送戴着呼吸插管的王静到武汉协和医院抢救。经过急诊科、呼吸内科、心内科、心外科、介入科、ICU、血管外科、妇产科等科室专家的多学科会诊，确诊王静为大面积肺栓塞，需要冒险使用介入方法去除堵塞肺动脉的栓子。病情非常凶险，看到家属眼中的顾虑和犹豫，协和医院急诊科张劲农主任反复和家属进行真诚沟通，终于取得了家属的同意。在协和医院介入科历经2个多小时的紧张手术后，梗阻的肺动脉主干成功疏通了。随后，王静被转入综合ICU进行监护治疗。

在协和医院历经16天的多学科联合救治后，王静进入平稳期，按照分级诊疗原则，患者可以回到基层医疗机构接受后续的康复治疗了。在下转回洪湖前，武汉协和医院组织专家团队对王静的整体状况再次进行全面评估，并利用远程医学平台为接管王静的医务人员进行技术指导，解除了王静家属和基层医院"下转"的后顾之忧。转回洪湖市人民医院/协和洪湖医院康复治疗期间，武汉协和医院的专家团队继续利用远程会诊诊疗服务和他们保持联系，保证了治疗的科学性和连续性，使患者尽享公立医院改革带来的分级诊疗、远程会诊等便利。

经过洪湖市人民医院/协和洪湖医院和武汉协和医院两家医院、10个专科、60余位医生、4次会诊、13天接力抢救，3月28日，王静准备出院时，一场远程随访在武汉协和医院和洪湖市人民医院/协和洪湖医院之间同步进行。时任武汉协和医院副院长胡豫教授为首的专家团队和王静展开面对面的交流，听到她频频发问咨询，看到她的笑脸，胡豫教授欣慰地说："她恢复得比预料的还要好，可以出院回家静养了。"

2018年8月8日，一位60岁的男性患者，因头部及双下肢外伤后意识障碍17小时入院，这位病人的获救同样是得益于分级诊疗。到洪湖市人民医院/协和洪湖医院时，患者呈昏睡状，刺痛睁眼无言语、刺痛定位格拉斯哥昏迷指数评估的评分为8分。与此同时，该患者头部核磁共振检查（MRI）结果为：1.左侧额叶出血、左侧额颞顶枕部硬膜下少量出血、脑疝形成。2.左侧半卵圆中心及左侧基底节梗死。3.脑内多发钙化灶、脑内多发缺血灶及软化灶。4.脑白质脱髓鞘。5.脑萎缩。6.双侧上颌窦积液。患者年龄偏大，病情复杂，神经外科团队立即讨论救治方案，经过一系列处理后，患者意识逐渐清醒，但反应却迟钝，并且有混合型失语。

这些情况让神经外科团队有些担忧。神经外科郭圣元医生申请了与武汉协和医院专家的远程会诊，希望能答疑解惑。9月14日上午，武汉协和医院脑外科姜晓兵教授为患者远程会诊，根据专家给出的诊疗方案，洪湖市人民医院/协和洪湖医院的医生们为患者继续治疗。经过上下协同诊治，患者终于进入康复期，转往卫生院继续康复治疗。

自从构建了分级诊疗服务网络，优化转诊路径，落实双向转诊，分层就诊，接转乡镇患者提高了10%，患者外转率下降了10%。

医改惠及民众

鼎新图治，医院高举改革、科学、服务的旗帜，成功领跑县市级医疗卫生体制改革。他们开出了一剂合理、科学、安全用药、规范使用抗生素的良方猛药，使得药占比控制在合理范围；他们落实县级公立医院改革，实行药品零差价，大型检查费用直降20%，主动加压挤去医用耗材水分50%，年让利患者近2000万元；该院新增设专家诊室和武汉协和医院专家诊区，提高专家出诊率；医院优化门诊服务流程，使门诊量提高10%；医院新建了内科住院大楼，新增住院床位150张，病床使用率也一再提高。

自身强不忘带动全县域强。洪湖组建以市人民医院为龙头的区域医疗集团，发挥医疗集团优势，承接优质资源，下联乡镇医疗，广泛开展巡回义诊活动。近三年，他们多次下基层，走进镇卫生院、村医务室，接诊病人63072人次，讲学习、讲奉献、讲实力、讲质量、讲创新、讲责任的协和风气已经形成。

2018年已升任武汉协和医院院长的胡豫教授感慨地说："提升综合服务能力，向着正确方向提速，是让老百姓'大病不出县'的关键。"洪湖市人民医院/协和洪湖医院坚持以群众需求为导向，准确把握新形势，不断实现新突破，从而铺就出生命救治的"高速路"。为了真正让贫困群众看得起病、看得好病，该院不断健全升级惠民便民的医疗服务体系，打好健康扶贫组合拳。2017年8月15日，该院在洪湖市率先推行"先诊疗后付费"和"一站式"结算办法，为贫困患者开通生命绿色通道，通过三网联动"一站式"结算，让信息多"跑路"、群众少"跑腿"。

在洪湖市人民医院/协和洪湖医院，从外科走到内科，从后楼走到前楼，病患及家属满面愁容地进来，精神焕发地回家，这得益于医院医疗水平的大幅度提升，也源于良好的医患关系。洪湖人赞扬洪湖市人民医院/协和洪湖医院为医疗行业的标杆，夸他们是老百姓最信赖的医院。

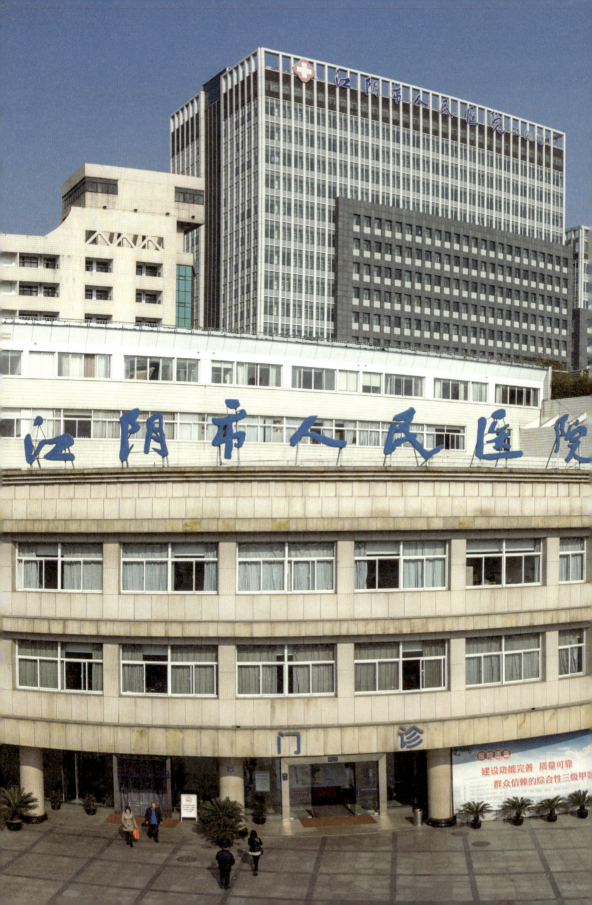

江阴市人民医院

"资本第一县"的医疗魅力

文/张华

江阴市被誉为华夏"资本第一县",获得了全国县域经济和综合发展"十六连冠"、中国全面小康十大示范县"十一连冠""集成改革第一县"等荣誉,经济上富足的江阴人,对优质医疗资源自然有了更高的需求。同时,江阴地处长三角苏锡常都市圈,位于沪宁线几何中心,与周边大城市均在一小时左右的交通圈内,群众异地就医非常便捷。在这样一种大背景下,要实现"大病不出县"的目标,对县医院来讲自然是极大的考验。

江阴市人民医院始建于1897年,经过120年风雨历程,如今已发展成为江阴地区规模最大、功能最全,集医疗、教学、科研、预防保健、康复为一体的综合性三级甲等医院。医院设城中院区和敔山湾院区两个院区,现开放床位2623张,其中城中院区开放床位1591张,敔山湾院区开放床位1032张。"一院两址"的布局极大地提升了医院的服务能力,优化了县域内优质医疗资源的布局,方便了患者就诊。

作为国家级药物临床试验机构、国家级住院医师规范化培训基地、东南大学医学院附属医院、南通大学附属医院、徐州医科大学江阴临床学院,江阴市人民医院积极发挥县级公立医院的龙头作用,不断加强能力建设,带动县域医疗综合服务能力不断提升,使城乡居民县域内就诊率达90%以上,基本实现了"大病不出县"。

构建高效医疗服务体系

着力创建救治中心,提升区域急救能力。近年来医院把构建新形势下的临床诊疗中心列为重点工作之一。2017年医院成功创建国家级胸痛中心,以此为平台进一步优化了救治流程,强化了多学科协作,使急性胸痛患者得到了高效快速的联合筛查、诊治。在此基础上,医院高度重视卒中中心、创伤中心、危重孕产妇中心、危重症新生儿中心创建的相关工作。2018年卒中中心荣获国家脑防委颁发的高级卒中中心建设单位称号。卒中中心以神经内科、神经外科、急诊科、放射科、介入科、超声科、手术室、麻醉科及重症医学科、检验科、康复医学科等多学科协同联动，不断优化急诊溶栓、取栓绿色通道流程，建立健全各种软硬件设施，有效缩短了脑卒中患者从入院到脑血管有效开通治疗的时间，降低患者死亡率、致残率，为江阴患者保驾护航。

扎实推进医联体建设，明确龙头医院功能定位。2014年江阴市人民医院医联体成立。在医联体内充分发挥医院的技术水平优势，强化三级医院优势学科的引导作用。医院对口三家二级医院——第二、第四、第五人民医院，开展五个技术薄弱专科的领建工作。通过专科对口帮扶、专家定期指导、选派骨干挂职等多种形式，促进了专科领建工作的有效落实。经过几年的实践，江阴市基层首诊率达到70%。在市公立医院管理委员会及卫生行政部门的组织牵头下，医院积极探索紧密型医联体建设。人民医院与2家二级医院、2家一级医院、4家卫生院、6家社区卫生服务中心，共15家医疗机构正式组建医疗集团，并积极探索"院府合作"模式。截至2019年，医疗集团已完成章程制定，确定了"一会七部五中心"的组织架构，推进集团各成员单位的同质化管理。

稳步推进资源共享型中心建设，提高卫生资源使用效率。根据江阴市卫计委《区域卫生资源共享型中心建设实施意见》，江阴市人民医院作为消毒供应中心、检验检测中心、影像诊断中心、病理诊断中心、远程会诊中心这五大资源共享型中心的承建单位，紧紧围绕市卫计委提出的"以人为本、行政主导、集约利用、规范标准、有序推进"的建设原则，积极开展各大中心建设，加强各个环节的衔接，有序推进各项工作。消毒供应中心充分利用优质硬件条件和技术优势，实现优质医疗资源的城乡共享，提高医疗安全水平。2018年，有37家医疗机构与消毒供应中心签订了协议，已有32家正常运行，全年共配送无菌包174544个；检验检测中心坚持每天派车统一收集基层医院和社区卫生服务中心的特殊检验项目标本，进行集中检测，目前中心服务覆盖24家单位，服务29034人次；病理诊断中心完成9家基层单位常规病理送检2094例次；影像诊断中心为7家基层单位完成会诊11082例会诊。

全力打造人才和专科高地

为优秀人才提供发展土壤。对于县级公立医院来讲，能力建设是永恒的主题。为此，该院出台了《江阴市人民医院学科、学术带头人遴选标准》《江阴市人民医院专科后备人才遴选条件及培养办法》等规章，构建合理的人才梯队并实施动态管理，并与加拿大麦基尔大学医疗中心、美国博蒙特医学中心、台湾振兴医院等国（境）外知名医疗机构签订交流合作协议，定期选派临床及职能科室专业骨干出国（境）学习研修。

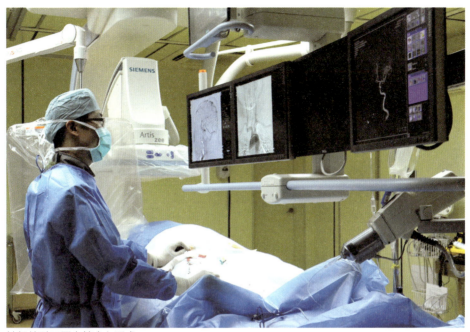

神经外科开展血管介入手术

　　医院还鼓励各专科的学科带头人提升在本专业领域的学术地位，积极参与各级医学会的专业任职。现学会任职122人，其中国家级35人，省级67人，市级20人；中华医学会5人，中华中医药学会3人，江苏省医学会22人，江苏省护理学会11人，省中医药学会3人；无锡市医学会11人，副主任委员4人；江苏省"333"人才2人，江苏省"科教强卫"青年人才9人。医院现有2787人，其中高级职称559人，博士、硕士研究生478人，博士后3人，博士生导师1人，硕士生导师24人。

　　着力加强临床亚专科建设。根据病人的实际需求并结合医院发展情况，医院较早对具备一定规模的专科实行了三级分科。在医院决策者看来，三级分科"如同把树苗从拥挤的苗圃中移植出来，给其自由成长的足够空间一样"。

　　目前，普外科细分为乳房甲状腺、肝胆、胃肠、肛肠四个亚专科病区；骨科分为创伤、脊柱、关节、手外四个亚专科病区；肿瘤内科下设四个亚专科病区，对头颈胸部肿瘤和腹部消化系统肿瘤病人进行分科收住与治疗，同时开设中西医结合肿瘤科等；心内科细分为普心、冠脉、先心、起搏电生理四个亚专科方向。实践证明，三级亚专科分科之后，各项专业技术分工更趋精细化，医生由"全能"转向相对"专能"，不仅有利于年轻医师的快速成长，培养了一批优秀的专科后备人才，也切实推动了整个专科的发展。此外，医院积极鼓励具备条件的临床科室开展重点专科创建。这种"以优势专科为龙头，以点带面，以强带弱"的战略布局，以及人、财、物等资源配置的政策性倾斜，最终结出了硕果——医院成功创建江苏省临床重点专科3个（骨科、消化内科、心血管内科）、江苏省中医临床重点专科1个（中西医结合肿瘤科）、江苏省临床重点专科建设单位2个（神经外科、神经内科）、无锡市临床重点专科2个（肿瘤内科、内分泌科），在省内同级医院中处于领先地位。

积极推进运行机制改革

推进临床路径工作，科学控制医疗费用。医院现有29个专科、129个病种纳入临床路径管理，全院临床路径的入组病人数为43906例，入组率达到44.47%，完成病人数为43193例，完成率达到43.74%，在同级医院中名列前茅。临床路径的实行进一步提高了诊疗行为的透明度。医院试行总控下的DRGs支付试点工作，初步确定居民医保DRGs分组414个，职工医保DRGs分组430个。建立自我约束和费用调节机制，确保了医疗费用控制合理、诊疗服务优质规范、参合群众受益率高、基金运行安全高效，进一步体现了公立医院的公益性。

加强合理用药管理，有效降低用药成本。医院持续开展临床合理用药的专项评价和分析，进一步完善抗菌药物、基本药物等合理用药的长效管理机制；持续推进辅助用药的总量控制和信息化管控；对医保控费、人均药品费用超标病例进行合理用药审核，促进临床规范合理使用药品，进一步降低用药成本。2018年抗菌药物临床应用的各项监测指标趋于稳定，其中门诊患者抗菌药物的处方比例为15%、急诊患者抗菌药物的处方比例为40%、住院患者抗菌药物使用率为48%，均已符合三级综合医院抗菌药物管理的要求。进一步限制多种重点监控药品的联合使用、限制采购量与合理用药监控并举。2018年辅助用药注射剂金额为3789万元，较去年同期减少了486万元，下降了11%；辅助用药注射剂金额占全院药品的比例为11%，较去年同期下降3%；质子泵抑制剂注射剂金额1616万元，较去年同期减少了72万元，下降了4%。

坚持目标管理导向，严格推进全员考评。医院从2004年起开始推行科主任考评，并逐步扩展到各级各类人员考评。这些年来，医院始终坚持以全员考核评价体系为抓手，强化目标导向，落实科学管理。各系列考评指标的设计涵盖了医院管理的核心要点，目标明确、责任清晰，指标权重的设置充分体现了医院管理的目标导向。同时，医院将各级各类人员的考评结果作为行政职务聘免、业务职称晋升和聘任、评优荐优、干部选拔、外出进修深造、岗位调整和聘用的主要依据。医院实行严格的考评奖惩机制，以中层干部考评为例，除了对考评优胜者予以奖励以外，对于各系列中层干部考评连续两年最后一名者，严格执行末位淘汰制。考评制度的实施，对于被考评者既有压力，更有动力，从内在角度充分激发了员工的自我提升意识，激发了个人的工作和学术潜能。经过多年实践，全体员工的主动作为意识明显增强，各临床、医技科室的医疗技术与内涵建设水平大幅提高，全员考评已经成为医院落实精细化管理，大力推进医院综合能力建设的有效路径。

着力改善医疗服务

优化就诊流程，改善患者就医体验。一是完善预约系统，大幅提高预约率。普通门诊继续推广分时段预约，目前网上预约、微信预约、省平台预约、诊间预约、现场预约和出院复诊预约都实行分时段预约转号。二是简化门诊就诊流程，门诊病历首页实现信息化。对门诊挂号就诊及缴费环节等程序进行优化设计；医农保病人实行"先诊疗后付费"模式，患者在门诊诊疗时，自费部分采用记账方式，所有诊疗过程结束后统一进行结算，无须在接受每项诊疗服务时往返于各楼层单独缴费，极大简化了就诊流程，减少了排队次数，优化了就诊体验。

依托信息支撑，推进互联网+医疗服务。一是配合启动江阴市智慧卫生"银医通"项目，进一步优化患者就医流程；二是确保患者能够利用手机、互联网等移动终端，更方便、快捷地查询检验检查结果，实现医院微信公众号的预约挂号、检验检查报告查询、费用明细查询、体检报告查询等功能，并逐步实现了自费患者门诊在线支付、自助设备或人工窗口支持微信或支付宝扫码支付等功能。

深化优质护理，丰富护理管理内涵。一是广泛运用"品管圈"等质量管理工具，实现专科护理质量持续改进；二是积极创建护理重点专科和专科护士培训基地，2013年医院心内科、消化内科被评为无锡市首批护理重点专科，2017年医院创建成为无锡市专科护士培训基地（输液治疗护理）后，培训人群辐射整个无锡地区；三是以第三方满意度调查为抓手，推进护理工作满意度提升，近几年医院在全省三级医疗机构护理满意度测评中得分名列前茅。

2018年，医院正式启用了环境优美、设施一流、设置床位1200张的敔山湾院区，开启了"一院两址"的发展新征程。努力把医院建设成为"技术更先进、服务更完善、政府更放心、群众更满意"的现代化三级甲等医院，江阴市人民医院全体员工信心满满。

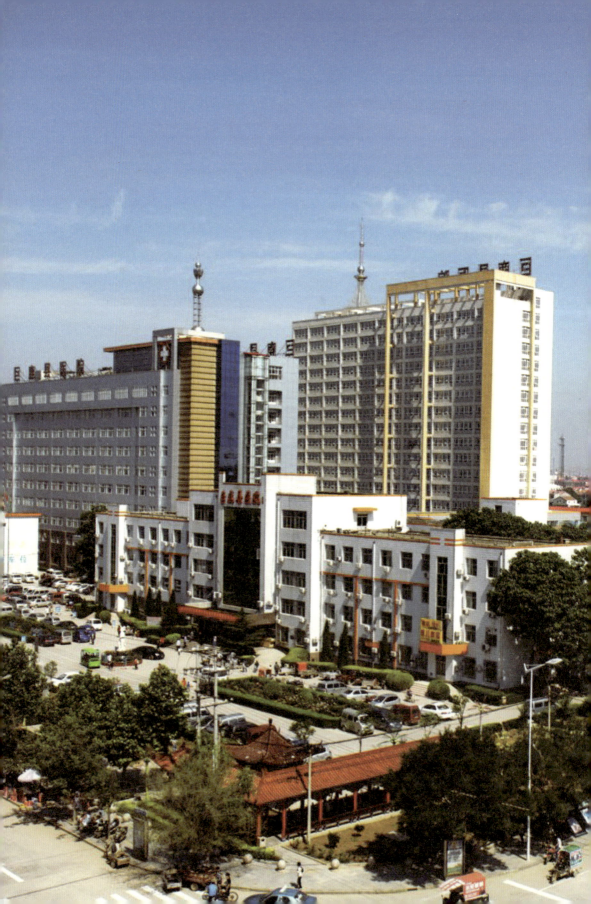

巨鹿县医院

让患者在家门口踏实看病

文 / 安晓双

"厚德精术，博爱济世"一直是河北省巨鹿县医院秉承的宗旨。建院70年来，一代代巨医人牢记院训，在继承中创新，在创新中发展。作为河北省首批公立医院改革试点医院、全国第一批县级医院能力提升医院，巨鹿县医院为守护百姓健康孜孜不倦，率先实现了"大病不出县"。

名医常驻家门口

68岁的农民王志敏，今天早早地坐上公交车进了城。"北京协和医院的金晓峰教授今天来坐诊，他是专治心血管病的专家，正对我的病。"能在家门口享受北京专家的治疗，王志敏高兴地说，"这辈子还是头一回。"这是巨鹿县医院与京津冀知名医院"牵手"合作，给患者带来的"福气"。

在国家实施京津冀协同发展战略下，巨鹿县医院紧紧抓住这个机遇，与京津冀优势医疗资源开展精准合作，全面提升巨鹿医疗卫生事业的发展水平，让患者在家门口就享受优质的医疗服务。

与京津冀医疗合作中，巨鹿县医院成果丰硕：2015年巨鹿县医院与北京妇产医院签署技术支持协议，正式挂牌"北京妇产医院技术支持医院"；同年，与北京儿童医院集团—河北省儿童医院签署协作医疗机构合作框架协议，正式挂牌"北京儿童医院集团网络医院""河北省儿童医院儿科协作医院""河北省儿童先天性心脏病筛查协作医院"。

2016年年初，巨鹿县医院与北京消化肝病专家组、香港儿童康复专家等建立合作协议。其后，又实现了与北京大学第一医院、北京协和医院、中日友好医院"结亲"，再添合作新平台。

别小看增挂的几个牌子，正是这"金牌子"，让名医常驻家门口。北京多家医院知名专家定期来巨鹿坐诊、讲学、示范手术，不仅免去了患者外出求医的舟车劳顿之苦，还节省了费用。

专家联手县域，实现资源的最佳配置和力量的最佳凝聚。据了解，通过对接京津冀医疗机构合作，知名专家累计来巨鹿县医院坐诊 600 余人次，诊治患者上千余人次，指导手术700余台，实现了名医常驻家门口。同时，医院建立双向转诊和疑难重症远程会诊制度，危重患者可通过"绿色通道"直接转诊到北京各合作医院就医，畅通转诊渠道。

与此同时，巨鹿县医院还积极借助互联网的力量，打造"空中"医疗。刘大伯今天"见"到了远在 400 多公里之外的中日友好医院呼吸内科教授黄铁群，通过视频对话以及平台远程阅片，黄教授完成了对刘大伯的复查以及远程查房。"足不出户，通过电脑、网络、摄像头就能隔空接受首都专家的查房。"这位 70 多岁的老年呼吸病患者感到十分神奇。

这神奇的背后是远程会诊模式带来的便利。作为河北省卫计委确定的远程医疗会诊定点县级医院，巨鹿县医院去年底启用了会诊中心，会诊中心与北京蓝卫通公司建立远程会诊，实现与北京空军总医院、武警总医院、协和医院、阜外医院等知名医院的技术协作。截至2019年，医院已建立了300余名专家的远程会诊专家库，开展多项专业会诊服务。

据会诊中心负责人张宏业介绍，会诊中心拥有两套医疗远程会诊平台，医院只要提出申请，就可以通过平台邀请到专家库的专家给巨鹿县医院进行远程会诊、阅片、查房、教学等。

"会诊中心的建立，实现了医疗资源的共享，减轻了患者经济负担，将更多的病人留在基层，有利于分级诊疗的早日实现。"巨鹿县医院院长吉增良说。互联网与医疗的结合，总能创造出很多奇迹。

建设"拳头"科室 擦亮医院名片

不久前，巨鹿县贾庄村一名27岁孕妇小谢通过剖宫产顺利生下了宝宝，母子平安。然而生产当日，这位新妈妈却度过了人生中最紧张、最害怕，也最幸运的一天。

巨鹿县医院产二科主任薛晓霞介绍说："这位产妇的情况属于前置胎盘，是高危孕产妇，极易造成产后大出血，危险系数很高。但是好在产前我们对可能出现的紧急情况，都做了应急预案，确保产妇顺利生下了一名健康的宝宝。"

小谢的幸运源自于巨鹿县医院产科医护人员在病理产科方面丰富的临床经验及处理流程。

产科是巨鹿县医院的拳头科室，颇有口碑，不仅让当地老百姓信得过，更成为周边县市孕产妇就诊的首选之地，很多孕妇慕名而来。数字显示，2016年巨鹿县

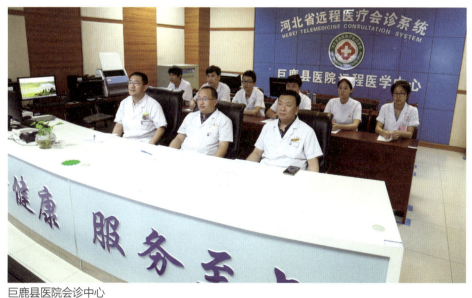

巨鹿县医院会诊中心

医院分娩量达10078人。

巨鹿县医院妇产科缘何有这么大的吸引力？近年来，巨鹿县医院产科推出产前、产中、产后一条龙式服务，重点在技术和服务上打造优势。该院是河北省第一家开展水中分娩的医院、邢台市县级医院第一家获得产前筛查资质的医院、全国爱婴医院、河北省示范孕妇学校、河北省促进自然分娩示范医院。

"产科的医护人员会为每位孕妇，制定周密、科学的孕检时间表，及时跟踪胎儿发育情况，为孕妇提供全程健康指导。巨鹿县医院开设的家庭式产科，是集待产、产后休养为一体的家庭式产科病房。医师团队，为孕产妇精心诊治，24小时为产妇和宝宝提供全程专业护理服务；分娩时由资深的助产士进行一对一导乐、助产、接产服务，确保母婴平安。"产科常务副主任薛晓霞说。

一个县级医院能够开展羊水穿刺、无创DNA、优生检查；开展无痛分娩、导乐分娩、陪伴分娩；孕妇学校，除了授课外，还教孕妇们做球操、体操、瑜伽；新生儿抢救流程较完善，经常培训……这让北京妇产医院的专家王欣在巨鹿县医院考察时颇感意外和惊喜。

产科的成绩是巨鹿县医院加强临床学科建设、提升医疗技术水平的一个缩影。近年来，巨鹿县医院结合本院实际，确定了"以产科为龙头，以内科为基础，以外科、儿科为两翼"的学科建设总体规划。2014年2月，该院被国家卫计委确定为第一批500家提升县级公立医院服务能力定点医院。政策优势，更加快了医院学

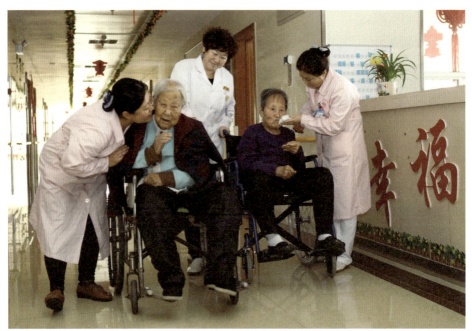

待患者如亲人

科建设的步伐。

　　医院大力开展心脑血管介入技术和外科微创技术，使县域内常见病、多发病能够在县医院得到规范治疗，其中神经内科被评为全市县级医院唯一的一个市级重点专科。2009年，在河北省率先开展手术治疗糖尿病技术，有效率达100%，治愈率达90%，成为全国手术治疗糖尿病例数较多的病例组之一。

　　巨鹿县医院还着力打造儿科等重点学科，新生儿科开展了亚低温治疗新生儿缺氧缺血性脑病，固尔苏气管内滴入治疗新生儿呼吸窘迫综合征，全静脉治疗早产儿、极低体重儿等先进治疗技术，使新生儿科危重患儿抢救成功率达98%以上。2015年9月，医院开展脑瘫高危儿超早期筛查项目，是长江以北第一家开展此项目的县级医院。截至2019年，共为130余名脑瘫高危患儿进行了超早期筛查，将脑瘫患儿的发生率与致残率降至最低。

"软硬兼施"　打造让患者信得过的医院

　　行走在巨鹿县城，巨鹿县医院漂亮的建筑群给人印象深刻！

　　始建于1948年的巨鹿县医院，经过70年的风雨历程，俨然由一名少年变成积淀深厚的壮年，特别是近10年来，该院踔厉步稳，奋发作为，在巨鹿医疗卫生史上留下了浓墨重彩的一笔。

巨鹿县医院的快速发展，离不开人才的支撑。人才，是巨鹿县医院实现跨越发展的坚实支柱。巨鹿县医院现有在职职工1000余人，拥有高级技术职称50人，中级技术人员113人。该院还不断加快对人才的引进培养，10年来先后引进研究生30名，本科生200余名，使一大批学科带头人脱颖而出。

同时，医院每年派出数十名医生到北京、上海、广州、石家庄等地进修学习，参加全国各级各类学术会议近150人余次，学习先进的技术和理念。

不仅如此，巨鹿县医院还引进管理新制度，让医疗环境更有序。开展"院长代表下病房"服务，医院每天上午安排两位原护理部资深主任到病房看望新入院患者，了解患者基本情况，及时为患者提供服务和帮助；推出了6S打造计划，医院通过对全院所有科室进行定位、定量、定品的6S管理，打造干净、整洁的就医环境，完善做事流程，提升工作效率，保障工作安全。

为加强医患沟通，医院每月定期召开病友家属座谈会，院领导及相关职能部门、患者代表以茶话会的形式面对面交流，让患者及患者家属畅所欲言，对医院医疗技术、住院环境、医疗服务等方面提出意见和建议，至今共召开24期。

在人才储备不断夯实、制度管理越来越标准化的同时，巨鹿县医院硬件设施的改善也同步跟进。为提高技术水平，突破技术瓶颈，巨鹿县医院近10年来斥资引进飞利浦64排CT、1.5T超导核磁、美国瓦里安直线加速器、奥林巴斯260NBI胃镜、OCT、大型血管造影机等大型仪器30余台（件）。

加快建设步伐，夯实发展基础。2007年，投资4900万元，建筑面积19000平方米的11层外科大楼投入使用；2012年，建筑面积29000平方米的17层现代化内科大楼投入使用，成为当时巨鹿县重点基础项目之一。目前，占地106亩、建筑面积24000平方米的分院正在建设之中。

此外，巨鹿县医院还投入1000余万元用于信息化建设，投资300余万元建成700平方米高标准消毒供应室，大大提升了医院感染管理水平。斥资485万元，建成长江以北第一家安装德国进口轨道物流系统，大大节省了人力、物力。

"发展医院，回报社会，巨鹿县医院肩负着全县及周边县市50余万人的医疗、保健工作，在加快医院发展的同时，更要牢记公立医院公益的本色。"院长吉增良说。脚踏实地的努力，换来实实在在的成绩。如今，已有超过92%的巨鹿人选择在县里安心就诊。

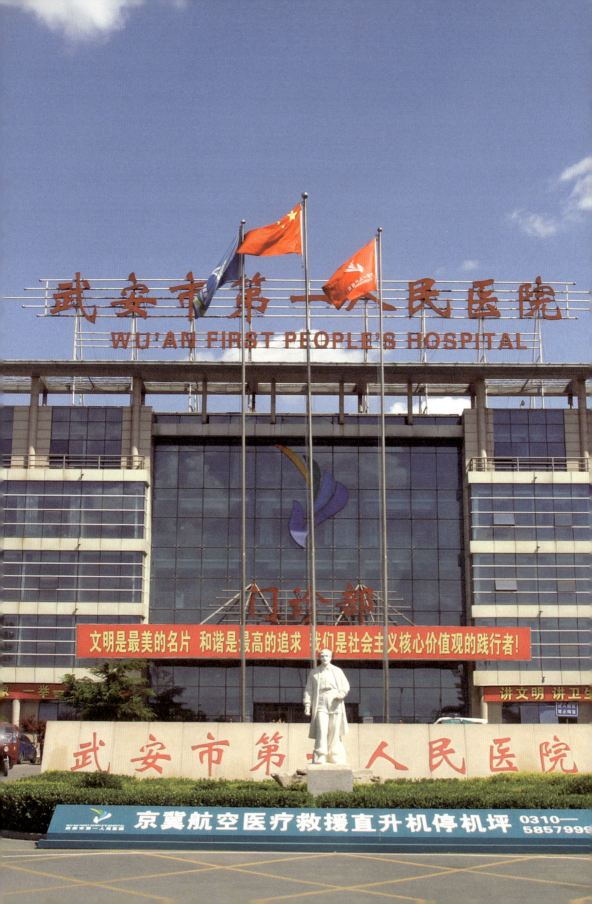

武安市第一人民医院

文韬武略确保百姓安康

文 / 王翔　王增海

　　距河北省邯郸市30多公里的武安市，有一个近年来高歌猛进的全国百强县医院、河北省三级管理医院——武安市第一人民医院。该院不仅通过了"五星级医院"认证，还喜挂标准版胸痛中心牌匾。

　　当问及院长郝保乾"医院发展过程中，您最自豪的是什么"时，他回答："这几年经过全院上下共同努力，我们想做的事情都做成了！"

　　郝保乾是全国五一劳动奖章获得者。作为土生土长的武安人，他18岁就任乡镇干部，在基层摸爬滚打了几十年，接访、征地、拆迁，这些在农村最棘手也最难缠的工作，锻造了他敢碰硬、不服输的性格。2011年11月17日，一纸任命将郝保乾由石洞乡党委书记调任第一人民医院院长，这样的跨界在业内并不多见。

　　"从乡镇干部到县医院院长，身份的改变就像让游泳运动员站在了田径赛场上。"郝保乾说起当年感慨万千。

　　外行如何领导内行？面对挑战和质疑，郝保乾开展了高密度的深入调研。经过两个月的院内座谈和社会走访，郝保乾在全院大会上喊出了振奋人心的口号："打造河北名院、全国一流县级医院、国际技术协作医院"，并庄严承诺"让武安百姓在家门口享受国家级的诊疗服务"。

文化引领

　　万事开头难。郝保乾打出了一张出人意料的牌——"人管人累死人，制度管人管住人，文化管人激励人"。润物细无声的医院文化，成为郝保乾管理医院的重要抓手。他认为，对工作极端负责任，对人民极端热忱，对技术精益求精应该成为各级卫生行政部门、医疗服务机构和广大医务人员的座右铭和指南针。

　　而牺牲在河北唐县的白求恩，作为白衣天使的楷模，其精神内涵与文化管人高度契合。面对"白求恩精神是不是仍然值得学习"等质疑，郝保乾回击，目前我们医疗卫生系统还存在诸多问题，群众"看病贵"的现象依然存在，不讲职业道德、追逐名利的现象依然存在，医疗机构不给钱不看病、给了钱乱看病的现象也时有发生。当前弘扬白求恩精神不仅没有过时，还更有现实性、必要性、紧迫性。

武安市第一人民医院 "五个一工程"随即实施——竖起一尊大型白求恩雕像，建成一条白求恩事迹的文化长廊，编印一部白求恩精神教材，制作一批挂进科室的白求恩语录牌，组织开展一系列学习白求恩的活动和宣扬一批学习白求恩先进集体和个人等活动，有力促进了医院文化建设。

郝保乾介绍："医院还提出了'入院是亲人，出院是朋友'的口号，让行政围绕临床转，临床围绕患者转。"同时，医院建起了专家楼、家属楼，开设了职工食堂、健身房、理发部，为职工定制了院服。

"医务人员有了自豪感和幸福感，才能更好地服务患者；患者感受到了优质服务，更加尊重和理解医务人员，有助于构建和谐的医患关系。弘扬白求恩精神，建设医院文化就是要让患者得实惠，让医务人员受鼓舞。"郝保乾诠释并践行着打造和谐医患的闭环。

上联下托

原北京解放军总医院消化内科副主任医师柴国君，从2015年起每周两天到武安市第一人民医院出诊、查房。该院消化内科主任武可说："柴教授的到来，不仅让武安百姓在家门口就能享受到大医院的医疗服务，专家每周的教学大查房及合理规范的治疗，也给我们医护人员提供了良好的学习机会。"

作为一座以煤、铁矿为主的新兴工业城市，武安市有84万百姓和30万驻武企事业单位职工，百万人口的医疗保健工作和22个乡镇卫生院的技术指导重任，就落在了武安市第一人民医院肩上。

为此，郝保乾上任不久就提出了"上联下托"的发展战略。"上联"就是与全国知名医院联合，设立特岗引进医院急需的高层次人才，形成医院人才专家库，让老百姓不出武安就可以享受到全国知名专家的诊疗服务。

在武安市第一人民医院，像柴国君这样的专家还有多位。自2013年起，医院先后与解放军总医院、海军总医院、中国医学科学院阜外医院、北京协和医院、北京儿童医院等名院建立了帮扶、协作、培训关系。通过组建跨区域合作医联体、建立医疗帮扶关系，为基层患者共享医疗资源打开了通道。武安市第一人民医院神经内科医师靳振明感慨："通过进修，我们改写了医院神经介入手术为零的历史。在专家指导下，医院已可以开展动脉瘤栓塞术、颅内外狭窄动脉支架植入术、脑梗死溶栓和取栓术等。这些原本在大型三甲医院才能开展的手术，在县医院也能开展了。"

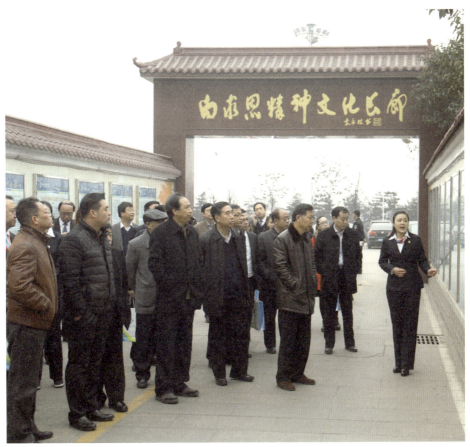
白求恩精神文化长廊

　　"下托"就是发挥市第一医院的辐射作用，扶持乡镇卫生院和村卫生室等基层医疗单位，为基层培养和输送专业人才，形成武安基层医疗三级网络体系。

打造"县域医共体"

　　2017年12月，武安市第一人民医院县域医共体正式成立。由武安市第一人民医院作为牵头单位，与各成员单位签订结对加盟协议书。医共体内各单位增挂"武安市第一人民医院医共体成员单位"标牌，原有机构设置和行政隶属关系不变，第一名称不变。

　　医共体理事会作为医共体的决策机构，负责医共体所属医疗机构的总体规划、运营方针、医疗质量管理等重大事项，理事会下设办公室，由武安市第一人民医院抽调专人负责相关工作的组织与实施。

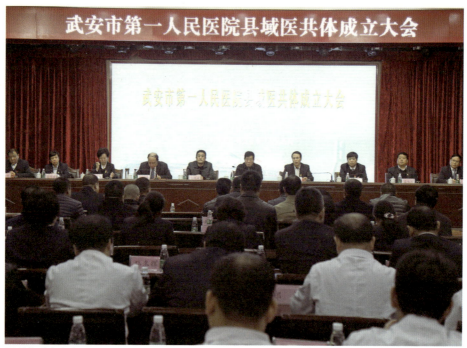

医共体成立大会

医共体成立后，武安市第一人民医院负责承担医共体内急危重症和疑难病症的诊疗任务，与结对基层医疗机构有效对接辖区病人的接、转诊等管理工作，同时选拔优秀的管理人才担任乡镇卫生院名誉院长。通过对口支援等多种形式，协助医院管理，并给予技术支持、理论指导、业务培训，参与会诊、查房、手术等。同时，医共体成员单位可选派医务人员到武安市第一人民医院免费进修学习，患者持双向转诊单可直接进入医院检查，通过绿色通道住院。

郝保乾介绍，未来医院将开展紧密型医共体的试点工作，同时希望政府能够予以政策保障，并在医保基金方面对双向转诊、分级诊疗的推进给予支持。

"健康小屋"100%覆盖

"您得的是带状疱疹，就是俗称的缠腰龙，不会有生命危险，但是要遵从医嘱，注意休息。"武安市第一人民医院神经内科主任孙学兵起身送走一位乡镇患者。这里不是孙大夫日常出诊的县医院，而是武安市午汲中心卫生院的"孙学兵健康小屋"。

2012年4月，邯郸市正式启动"健康小屋"创建工作。目前全市这样的"健康小屋"已超过2000个，实现了社区卫生服务机构和乡镇卫生院"健康小屋"100%覆盖。

据邯郸市卫计委主任周海平介绍，"健康小屋"的出发点是为了实现未病先防、让老百姓少得病。秉承中国传统医学治未病、预防为主的基本理念，"健康小屋"围绕"减少发病率和降低医疗费用"这个总目标进行设计，组织上级医疗机构专家走出医院，带领团队下沉到社区及乡村。

目前，邯郸在全市城乡基层以专家个人姓名命名的"健康小屋"，各具特色，并广泛开展了健康教育和健康促进活动。特别是专家还在这里开展了以慢性病危险因素控制为核心内容的人群健康生活方式行动，传授合理膳食、适当运动、控烟等慢性病预防控制知识，提高人们的慢性病知识知晓率和自我保健意识，并通过培训提高基层慢性病的防控水平。

邯郸模式"健康小屋"理念提出以后，武安市第一人民医院积极响应。自2013年起，武安市第一人民医院先后在全市15个乡镇卫生院、59个村卫生室、1个社区中心建成了75个"健康小屋"，以县医院知名专家名字命名。专家及团队定期到小屋坐诊，指导患者用药，提高群众自我保健能力。此外，专家及团队还抽空针对当地卫生院和村医感兴趣的课题宣教。

为建立起县、乡、村三级健康服务组织网络，武安市第一人民医院还赋予"健康小屋"新的发展思路。医务科连同信息科和心电图室，对新增的59个小屋配备了远程心电设备，并对工作人员进行相关培训。如今，各小屋所在卫生室只要有一台电脑和宽带接入能力，就能加入县医院的心电网络，并将本地的心电图数据实时上传，完成远程诊断。此举不仅提高了基层医疗机构的诊疗能力，更可有效避免医疗纠纷的发生。

郝保乾介绍，"健康小屋"这一桥梁，使老百姓真正认识到社区及卫生院等医疗机构的价值所在，真正实现了"小病进社区，大病在医院，康复回社区"的愿望，也实现了"三个有利于"——社区发挥"防、治、保、康、教、计"六位一体的职能，创建慢病综合示范区的落实，解决"看病难、看病贵"问题。据悉，因邯郸"健康小屋"工作成效显著，国务院办公厅将此作为国务院第四次大督查典型经验予以通报表扬。

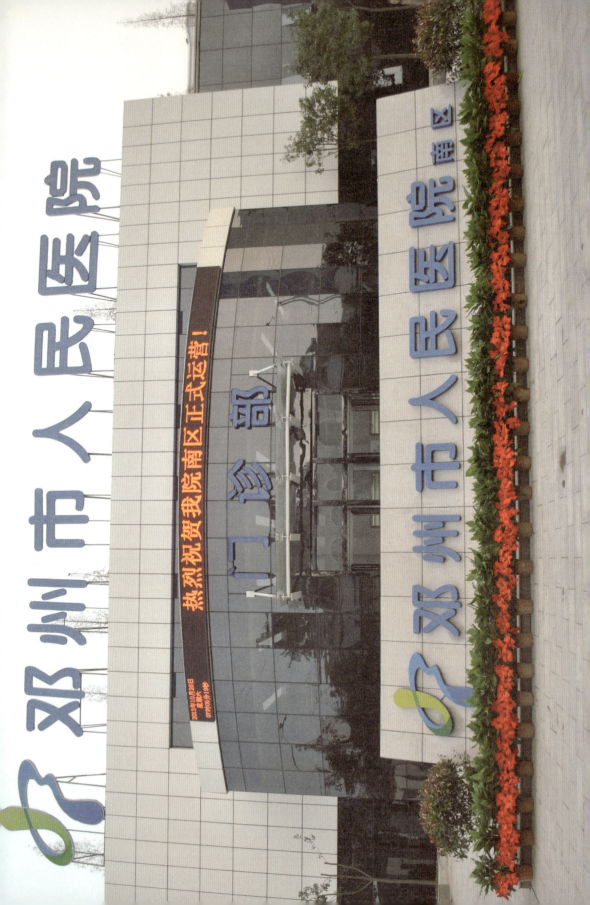

邓州市人民医院

织就全方位健康"保护网"

文 / 崔钰

实现"大病不出县"，就要强化分级诊疗，实现基层首诊和双向转诊。清晰明了的一句话，就看医院自己从哪儿下手，往哪儿使劲儿。

2017年以来，邓州市人民医院连同邓州市25个乡镇卫生院、3个社区服务中心以及淅川县九重镇、香花镇、厚坡镇3个卫生院，整合全市及周边部分地区医疗资源，成立邓州市人民医院医疗共同体，签订医共体合作协议及双向转诊协议。密集召开医共体座谈会，不断探讨如何推进医共体建设，构建灵活机动、富有活力的现代县域医疗服务体系。同年5月，邓州市人民医院创立邓州互联网医院，探索实行"互联网+医共体"服务模式，横向连接全市各级医院、医生、患者，构建邓州"市、镇、村一体化"下的"1+1+N"分级诊疗互联网平台。

在线诊疗 打造"家门口的医院"

2017年以来，人工智能逐渐成为医疗届的香饽饽。眼见着互联网强大的能量可以为医院所用，像显微镜一样千倍万倍放大医疗资源服务能力，邓州市人民医院院长赵向南也坐不住了。从2016年11月参加互联网大会以后，赵向南就多次与微医集团联系，想要利用邓州市人口、地域优势，尝试县域互联网医院建设。赵向南心里的想法很简单，就是要让邓州老百姓在家门口享受全国知名专家服务，让邓州百姓看全国医生。而真正创立起来之后，才发现互联网医院对家庭签约、慢病管理和分级诊疗还有如此大的帮助。

邓州互联网医院是中国县域首家互联网医院平台，拥有全科医生学院、远程协作中心、临床数据中心、影像中心、检验中心等，用丰富的网络资源和技术，通过线下设备的支持，完成远程诊疗+远程会诊+远程转诊+电子病历+远程教学+支付结算+电子处方流通的互联网模式下诊疗。平台连接全国2400多家三级医院，覆盖29个省，有29万名副主任以上医师，优质医疗资源触手可及。

平台上全国三甲医院医生随时预约，为患者提供在线预约挂号服务。可不要小看这个功能，设想一下，通过在线预约，患者不用不远万里跑到北京、上海等地，也不用为一个专家号源等几个月，省时省力又省钱，为民便民又惠民。

疑难重症患者可以通过主治医生申请，向全国多家三甲医院的专家进行转诊。以前转诊，医生让找医保办审核，医保办让找医生开证明。老百姓跑得晕头转向，摸不着门路。通过互联网医院平台发起转诊，可省了不少事，老百姓就在屏幕前等着平台工作人员通过互联网联系好各方人员，最起码，不用非得找熟人说好话磨破嘴皮子才能办事了。

而急性病恢复期患者、术后恢复期患者及危重症稳定期患者可及时转至下级医院进行康复治疗，降低成本支出。医院还为患者提供一体化、便利化的疾病诊疗—康复—长期护理连续性服务，明确后续治疗、康复治疗和护理方案，定期随诊，推动居民形成"大病到医院，康复回基层"的就医理念。像骨折、脑出血等疾病，患者做完手术，病情稳定后直接回到家门口的医疗机构，主治医生通过互联网医院对基层医生指导后续治疗，基层医生也可随时联系主治医生沟通患者最新情况，不仅免了患者及陪护家属长期出门在外的困窘，也能让患者静下心来慢慢疗养，利于恢复。

患者在医院就诊遇到医生难以诊断的情况时，可通过在线问诊系统向全国各大医院的专家进行病情咨询，专家实时在线接诊，通过图文或者视频快速高效地提出诊断治疗方案。对于病情较为复杂的患者，由主治医生发起远程会诊，通过视频连接全国各学科权威专家，获取专家的诊疗意见。诊疗结束后，患者可以拿着医生开的电子处方，直接在网上药房扫码买药，会有快递配送到家，省时省力。当然，患者也可以选择在线下药店购买。

为提高邓州市村医的医疗水平和综合服务能力，全科学院出了大力。在这里，全国医院的专家可通过视频的方式，对邓州市医生尤其是村医进行培训，"授之以渔"带动基层医疗机构医疗水平和服务能力全面提升，从"输血"到"造血"，让基层"强"起来，吸引更多患者就近就医，缓解县域、乡村居民看病难问题。不少村医都说："患者在互联网医院享受全国知名专家医疗服务，我们也在互联网医院享受全国知名专家知识洗礼，给咱村里人看病底气也更足了。"

真正与乡村紧密相连的是村医，邓州市人民医院只有与村医有效衔接，构建畅通完整的沟通渠道，才能保证上级医疗资源沉下去，实现资源重新配置，让患者与医疗机构按照病情"各归其位"。为此，医院设置互联网医院基层接诊点，目前已对26个乡镇卫生院、3个社区服务中心及其辖区内320个村卫生室进行设备投放，与村医紧密相连，可随时进行三级医院医生、二级医院医生与村医三方会诊。

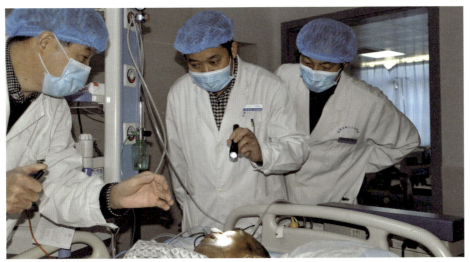

又一位危重病人得以精心救治

互联网医院使分级诊疗信息化管理趋于完善，电子健康档案、电子病历实现连续记录，而影像中心、检验中心使医共体成员单位之间信息共享、检查结果互认，对患者进行统一管理，有效避免了过度医疗。医院通过互联网医院放大医生服务能力，扩大服务覆盖面，补齐医疗资源稀缺的短板，把原本有限的医生智慧聚集在一起，使医疗工作更高效、便捷，更好地服务人民群众。

上工治未病，未病先防、已病防变、已变防渐才能掌握治疗疾病的主动权。邓州互联网医院收集区域内群众健康大数据，在疾病预防、治疗、教育、管理等方面为医院及医共体单位提供强有力支持。利用互联网技术不仅能做到数据的储存，也能为每个病人做详细精确的后期数据分析，甚至包括病人可能发生的疾病预警及易复发疾病的提醒等。患者在家门口就能享受到国家优质资源，享受到国内知名医疗专家的医疗服务。互联网医院云平台，还可以对患者的病程、病情、健康状况进行精准化管理，提高医疗服务的整体效率，提升患者就医的"获得感"。

2017年11月2日、12月8日，多家媒体对邓州市人民医院进行了报道。中央电视台携手河南省级电视机构，推出大型特别节目《智慧河南》，为录制专题节目《智慧医疗看邓州》，央视七套节目组一行3人深入互联网医院实地采访。2018年1月4日，节目组冒着大雪，跟随邓州市人民医院家庭签约小分队，深入构林镇杨渠村实地采访。2018年4月29日、30日，CCTV发现之旅频道《揽胜神州》以《互联网医院连接出的健康》为题对邓州互联网医院进行报道。5月27日、28日，以《互联网连接出的爱心》为题重播。

家医签约 享受看得见的医疗便利

2017年9月，医院组建"1+1+N"家庭医生签约服务团队，由1名二级医院全科医生+1名乡镇卫生院医生+N名基层乡村医生组成5个服务团队，重点以老年人、儿童、孕产妇、严重精神障碍者、残疾人、贫困人口以及慢性病患者为首要服务人群，为签约群众建立个人电子健康档案，提供诸如缴费、医保移动支付、在线健康咨询、医生代预约、健康宣教、慢病管理、健康监测等多项来自家庭医生的直达服务。根据居民不同健康状况和需求，提供个性化服务，为慢性病患者提供主动健康咨询和分类指导，对孕产妇、婴幼儿和老年人开展健康促进和危险因素干预，对长期卧床患者、残疾人、空巢老人提供健康管理上门服务，为健康人群开展个人健康评估等。

"2017年9月以来，邓州市人民医院对26个乡镇、3个社区服务中心及其辖区内320个村进行签约服务，共签约建档并体检66109人次。"分级诊疗办张丽如是说，"目前互联网医院平台上，全市已经签约建档53.69万人次。这50多万人每人都拥有了自己的家庭医生，拿出手机打开APP，就可以得到专家的健康指导和详细诊疗。家庭医生也可以实时监测患者健康状况，必要时'远程遥控'，让患者得到及时有效的帮助。而我们主要通过互联网医院对居民健康进行监测，同时联系市、镇、村各级医疗机构，畅通沟通渠道，打通'任督二脉'，解决基层群众看病难问题。"

通过互联网医院和家医签约，慢病管理已不在话下。互联网医院在线诊疗、电子处方、药品配送等功能，使得患者动动手指就能完成许多烦琐的程序，家庭医生的实时监控和目标管理，也为慢病患者带来福音。不仅如此，一个家庭的所有成员可以共用一个账号，儿女可以通过手机随时了解父母的健康状况，有紧急情况时立即采取措施，不得不说对现在许多在外务工人员和留守老人是一个非常实际的方便举措。

一位65岁的糖尿病患者，在儿子的帮助下签约后说："这可是实打实的惠民工程啊，以后再也不用月月跑医院排队了，家庭医生开完药，快递小哥就全帮我跑了！"老人的儿子也说："是呀，不仅如此，我在外地通过手机看到父亲各项指标正常，有什么情况也能及时联系医生，在千里之外工作也能安心了！"

专科联盟 优质医疗资源下沉下沉再下沉

2017年以来，邓州市人民医院分别与北京中日友好医院、河南省人民医院、郑州市心血管病医院、河南省立眼科医院等三甲医院建立专科联盟，在疼痛学科、影像学科、生殖遗传学科、心血管学科、新生儿疾病等方面加大业务协作和人才培养，通过远程培训、远程教学，提升医疗服务能力。

邓州市人民医院根据各乡镇卫生院基本情况，与其签订专科联盟协议，指定呼吸心内科、心内科、神经内科、胃肠外科、肝胆外科、眼科、产科、康复科等科室对卫生院进行专科帮扶，组织专家定期到乡镇卫生院坐诊、查房、授课，以专家带动乡镇专科发展。上下贯通，互帮互联，作为枢纽的二级医院，把优质资源双下沉落到实处，切实当好分级诊疗"二传手"。

医院现为多家三级医院协作单位及会诊分中心，部分疑难危急重症患者通过远程会诊即可得到救治。2018年1月24日上午9点，邓州市人民医院神经外科医生连线国家神经系统疾病临床医学研究中心、首都医科大学附属北京天坛医院石主任，对科室一名重症患者进行会诊。患者男，45岁，1月21号下午从3米高空坠落后紧急入住邓州市人民医院急诊科，当时即呼吸、心搏骤停，经抢救半小时后恢复，遂转入重症监护室。转科时呼吸、心跳再次停止，血压测量不出，主管医师立即实施胸外心脏按压，抢救后仅心跳恢复，血压较低，给予升压药后血压升至70/60mmHg。经过两天紧张抢救、治疗，患者自主呼吸及意识始终未恢复，神经外科医生紧急召开会议进行讨论，决定与北京专家联系，进行远程会诊。

石主任听取了邓州市人民医院医生对病人的情况说明及治疗方案，仔细查看患者各项检验报告后，对患者的病情做了判断，并对治疗方案及医生用药做了详细指导，结合患者病情提出切实中肯的会诊意见，为医院医生提供技术支持，为患者提供福音。

如今，邓州患者在家门口就能享受国内知名专家的服务，"让信息多跑路，群众少跑腿"不再是口号，邓州互联网医院给医共体建起了优质资源双下沉"高速公路"。

党的十九大指出，"我们要激发全社会创造力和发展活力"。新时代，是创造活力不断迸发的时代，是创新源泉充分涌流的时代。在新时代，面对新矛盾、新要求，如何满足人民群众日益增长的健康新需求，强化基层医疗卫生机构居民健康"守门人"能力，是公立医院亟待解决的问题。作为一家二级医院，承上启下，我们要做的是真正履行二级医院职责，发挥二级医院作用，上接下联，做实双向转诊。利用互联网医院，纵向、横向打破壁垒，拆掉"围墙"，让大小医院成"一家"，重点巩固与乡镇卫生院、村卫生室之间的关系，让医共体活起来，让成员单位动起来，不只停留在纸上、会议里。

互联网医院功能强大，慢病管理、分级诊疗、药品配送、健康档案、全科医生培训等，哪一块真正全部开发出来，百分百利用起来，都是一项惠民工程。要想方设法把互联网医院的巨大能量释放出去，用信息沟通、连接各级医疗机构和患者，打造全方位、多层次健康"保护网"，把百姓需求"网"起来，将患者留在基层，真正做到"小病不出村，普通病不出乡，大病不出县"。

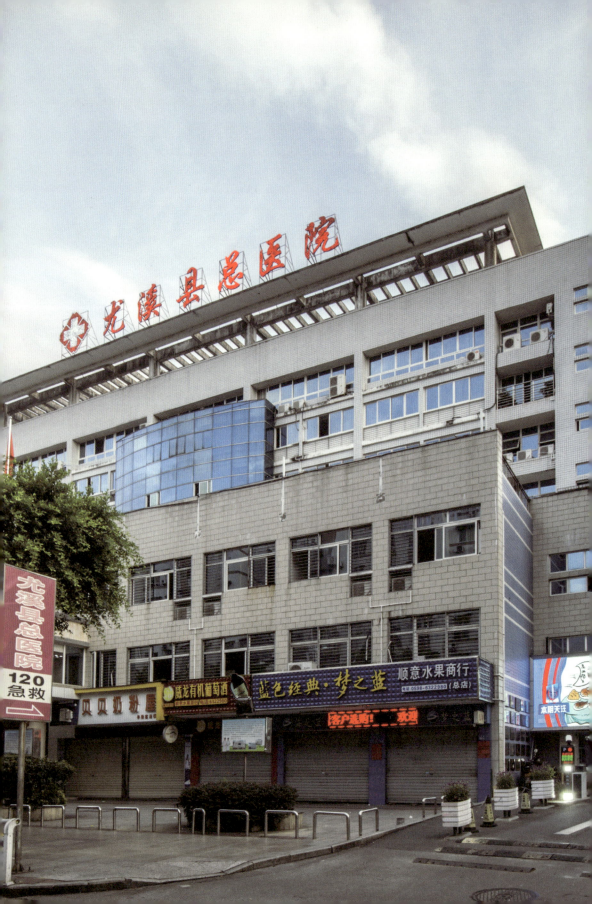

尤溪县总医院

要"医"也要"防"

文 / 宋攀

三明医改闻名全国。来自三明当地的一举一动总是能够引来格外关注。

2018年10月17日上午，福建省三明市尤溪县总医院院长杨孝灯在微信朋友圈转发了一条三明广播电视台的消息，说的是"三明市防治并举，推动以'治病为中心'向'健康为中心'转变"的做法。报道中，尤溪县总医院医生下乡进村管理老人慢性病作为典型被重点关注。而在此前一天，一篇题为"三明尤溪：以人民健康为中心释放医改红利"的文章正式在人民网发布。

完成国家"大病不出县"任务，这是尤溪县总医院努力的真实写照。在尤溪县总医院院长杨孝灯看来，"大病不出县"的终极境界是让群众"不得病、少得病、晚得病、不得大病"。在很多场合，杨孝灯挂在嘴边的一句话是："医院院长要重视'防'的工作，树立医防并重理念，促进分级诊疗，将患者留在县内。"

组织保障：总医院成立紧密型医联体

一切还要从2017年4月21日说起。对于尤溪县医疗卫生事业而言，这一天绝对是个重要的日子。尤溪县委书记杨永生、县长廖金辉双双来到尤溪县人民医院大门口，在众人的关注下，一起揭下挂在大门柱子上的一条红色绸布，"福建省尤溪县总医院"正式对外界亮相。尤溪县人民医院和尤溪县中医院这两家一直独立运营的县级医院终于合二为一。

尤溪县此举引发关注。业内人士都知道，全国医改看三明，三明落地看尤溪。此前，尤溪县与安徽天长市、青海互助土族自治县、江苏启东市一起被国务院办公厅认定为全国县级公立医院综合改革首批示范县。其探索实践的"腾笼换鸟"三医联动改革、全院目标年薪制与工分制薪酬制度改革等受到全国瞩目，不少地区纷纷效仿。

2017年，习近平总书记作出了我国发展进入新时代的重大论断。新时代，新医疗。作为国家医改先锋阵地，新生的尤溪县总医院必须在以往辉煌成绩的基础上再登高峰。根据阜南县医改的运行机制设计，尤溪县总医院重点负责落实三医联动改革，做好日常医疗业务管理。而县卫计局（医改办）、县医管委的职责分别是以监督、指导为主的行业管理，规划全县医药卫生改革与发展。

站在新的起点上，进一步深化"三医联动"，尤溪县总医院的突破口选在哪里？

尤溪县总医院另一个重大举动在某种程度上回应了外界关注。尤溪县总医院成立当天，医院全民健康管理部宣告成立。院方在通报中说，该部门旨在为全县人民群众提供"全方位、全过程、全生命周期"的卫生与健康医疗服务，实现人民群众"不得病、少得病、晚得病、不得大病"的目标。至此，尤溪县总医院服务理念和模式的最新转变表露无遗。

国内外实践表明，提供"全方位、全过程、全生命周期"的卫生与健康医疗服务是一个系统工程。为统筹凝聚县域力量，优化资源配置，在整合两家县级龙头医院的基础上，尤溪县总医院还组建了紧密型医联体。即在保持乡镇卫生院机构性质、承担职能、人员身份、资产关系、投入体制"五不变"的前提下，总医院全面接管乡镇卫生院，建立总医院全面直管基层人、财、物管理机制。乡镇卫生院加挂县总医院分院牌子，实行行政院长和业务院长"双院长制"。公办村卫生所由乡镇卫生院实行规划建设、人事管理、业务管理、药械管理、财务管理、绩效考核"六统一"管理。

至此，一个包含人、才、物统一管理的县域"大卫生"服务体系正式组建。

尤溪县总医院成立4个月后，国务院副总理刘延东考察了尤溪，她对总医院勇于探索从以治病为主转变为以治未病与治已病并重、最终走向以人民健康为中心的医疗服务模式表示赞许。

截至2018年10月，尤溪县总医院县级医院编制床位920张，开放床位1005张；乡镇卫生院编制433张，开放433张。现有在岗职工2020人，医生（技师）1198人，高级职称166人，护理520人。2017年，县级医院门急诊量74.82万人次，出院人数4.17人次，医疗收入2.91亿元。

动力机制：医保支付方式改革

医保支付方式是深化医改的牛鼻子。从以治病为主转变为以治未病与治已病并重，尤溪县以医保支付方式改革为杠杆，推进健康尤溪建设。

杨孝灯介绍，目前，中国现行医保基金支付有总额包干、总额预付、按床日限额付费、按项目付费、按人头付费、单病种付费、次均限额费用付费和全部按病种定额付费等方式。从2017年开始，按"定额包干、超支自付、结余归己"原则，

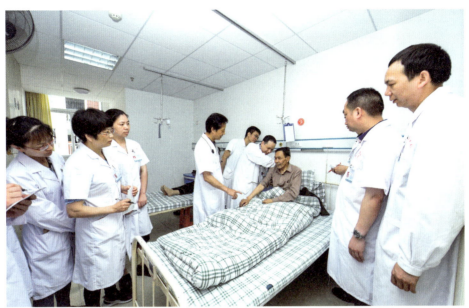

2018年5月2日，尤溪县总医院医生到西城镇卫生院坐诊、查房

实行县域医保基金定额包干制度；2018年起，实行C-DRG（按疾病诊断相关分类）收付费改革。

在两种支付制度改革中，县域医保基金定额包干制度外界关注最多。据杨孝灯介绍，在此改革中，医保部门将城乡居民预留35元/人、城镇职工预留100元/人后的医保基金总额全部打包给县总医院使用，并规定患者在县域内的县级医院、乡镇卫生院（社区卫生服务中心）、村卫生所（社区医养结合卫生服务站）三级医疗机构就诊时个人自付费用控制在30%以内。年终结余的医保基金直接纳入总医院医务性收入，用于计算医院工资总额。尤其值得注意的是，健康促进与教育也成为医保列支项目。

对此，三明市医疗保障管理局副局长徐志銮在接受当地媒体采访时表示："过去医保基金只能用于看病，我们现在拓宽医保支付理念，向健康理念转变，就是医保基金不但可以用于医疗的结算，同时包干基金还可以用于健康教育、健康促进、慢性病的一体化管理、家庭医生签约，还可以用于县级医院人才、资源、技术的下沉，让老百姓在家门口就能够享受到县级医院这个待遇，真正做到以健康为中心。"

杨孝灯认为："对总院而言，基金包干就要求改变医疗服务模式，倒逼院长重视疾病预防工作。"包干使用，结余归己，充分调动了总医院上下防病、管理慢性病的积极性。

在紧密型医联体组建的基础上，这样的制度设计十分有利于总医院与乡镇卫生院统一目标、分工协作。

以尤溪县家庭医生签约服务为例，尤溪县总医院制定了多元化家庭医生签约套餐，即免费套餐（公共卫生服务）和不同档级有偿收费套餐，确定所在村卫生所和乡镇卫生院为定向服务机构，由乡镇卫生院牵头，总医院专家指导，积极组织乡村医生、村两委干部进村入户开展上门签约，居民可根据健康需求，自愿选择套餐（免费套餐按城乡居民居住地以户为单位、有偿收费套餐以人为单位）与县、乡、村三级医疗机构签订协议，县、乡、村医疗机构指定专人公布通信方式，有针对性地为签约对象提供免费体检、预约诊疗、健康咨询、健康指导、家庭访视等健康服务。

"以前下乡，我们主要是以治病为主，现在我们还会跟患者谈一谈健康教育，谈这个疾病怎么预防。下乡看病，可以带动镇乡卫生院医生的业务水平，同时也利于患者疾病救治不出乡，减轻其经济负担。"慢性病管控预防与诊疗一起成为尤溪县总医院医生下乡的分内工作。

实施路径：全民健康四级共保工程

有了组织保障和动力抓手，尤溪县防病、健康促进又是如何开展的呢？

杨孝灯介绍，秉承着"没有全民健康，就没有全面小康"的理念，尤溪县实施全民健康四级共保工程试点工作，即市、县、乡、村四级公立医疗机构共同守护百姓健康。

在此模式中，总医院成立全民健康管理部，内设医联体办、医保办、健教办、慢病办、信息办、公卫科等职能办公室；相应地，乡镇卫生院成立全民健康管理站。县乡两级医疗卫生机构共同协作堵浪费、强管理，开展慢病防治、家庭病床和健康促进等工作，努力降低百姓发病率、住院率，减轻百姓就医负担，构建"大健康"格局。

以慢性病防治为例，尤溪县总医院慢性病管理办公室与乡镇分院基本公共卫生团队配合，每周梳理统计出慢性病前十名病种出院病人，建立信息档案库，制成周统计表，下转到乡镇分院和社区卫生服务站进行分类监测管理，开展入户随访和针对性健康干预。重点关注覆盖范围广、危害程度大的病种，尤溪县总医院成立了县级4大慢性病管理中心，即高血压病管理中心、2型糖尿病管理中心、严重精神障碍疾病管理中心、结核病管理中心。

实践过程中，为了转变乡镇卫生院公共卫生工作团队技术力量薄弱、过度医疗、患者浪费医疗资源的局面，尤溪县总医院发挥县级驻乡驻村人员力量，组建由县、乡、村三级医务人员组成的服务团队。结合家庭医生签约工作，由当地卫生院设置家庭病床档案，记录患者病情信息及康复治疗方案。服务团队定期进村入户为患者监测相关指标，开展体格检查、提供基本治疗、发放免费药物和健康指导等服务。

在尤溪县，家庭签约服务包含基本公共卫生服务、重点人群服务、个性化有偿服务三类签约服务包。以户为单位，居民按居住地确定定向服务机构，自愿选择服务包与村卫生所签订全民健康四级共保管理协议书。

在医防并重过程中，为打破医务人员重治疗、轻预防的传统观念，促进县级医务人员常态化下乡进村，尤溪县总医院还建立了驻乡驻村机制。即，出台县级医务人员驻乡驻村管理办法；建立由分院业务院长和挂包医生、主治职称以上医生、护理、药学、行政职能管理人员等医务人员组成的下乡人才库；组建驻乡驻村、巡诊、培训、督导4支服务团队；落实县级医务人员晋升职称下基层制度；通过工分调节和激励政策，鼓励县级医务人员定期或不定期到分院开展巡诊、门诊、查房、讲座、技术培训、病例讨论等活动。

从"治已病"到"治未病"，居民慢性病得到规范管理和治疗，健康状况得到初步改善。2017年，尤溪县常见病发病率为26.62%，较上年下降3.24%。慢性病管理初见成效，高血压、糖尿病控制率分别为69.65%、64.67%，同比增长4.35%、6.31%。

来自尤溪县的数据显示，通过开展全民健康四级共保工程，县域医保基金实现了结余。2017年，尤溪县医保基金结余1870.46万元，其中职工医保结余1208万元，城乡居民医保结余662.46万元。

根据结余归己的原则，医保资金结余给医务人员带来了实惠。2017年，尤溪县总医院医务性收入占比为39.77%，较上年同比增长3.68%。乡镇卫生院（含村所）医务性收入占比37.68%，同比增长5.39%。

此外，县级医院、基层医疗机构医保政策范围内报销比例分别提高到85%和90%，住院患者次均自付费用逐年下降。2017年，县级医院城镇职工住院费用个人次均自付1125.31元，较上年同比下降21.92%；城乡居民个人次均自付1549.15元，同比下降5.19%。

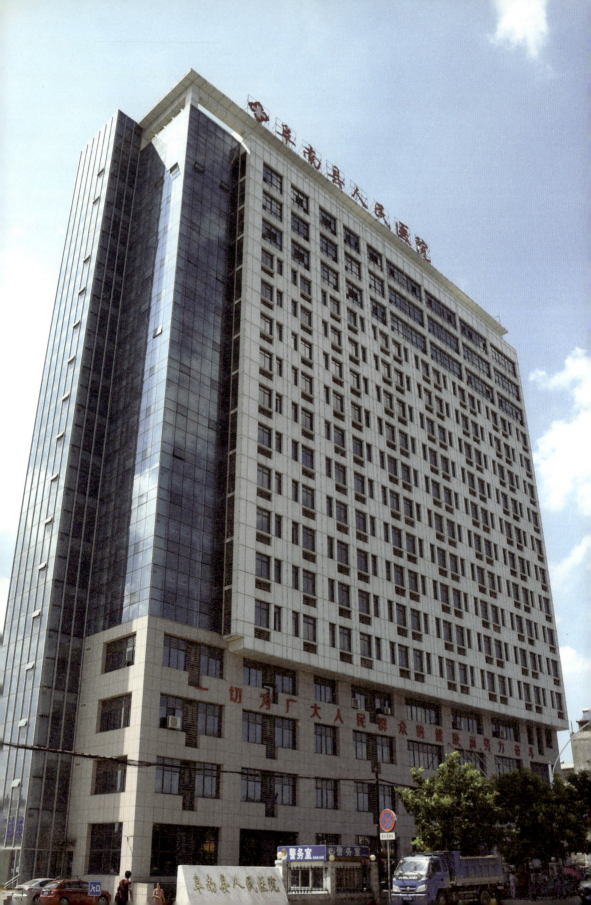

医共体破局医改难题

文 / 宋攀　黄丽

　　"大病不出县"的一个理想诠释是"村里防未病、乡里看小病、县里治大病"。凝聚统筹县乡村防病、治病力量，医共体被国家寄予厚望。而关注基层的人都知道，医共体建设，安徽省阜南县是出了名的。

　　作为典型，该县龙头医院——阜南县人民医院登过全国县域综合医改现场会的"台"。身为榜样，阜南县第一医共体引得全国"友军"纷纷前来，取经学习。

　　2015年5月7日，"阜南县柴集中心卫生院"的牌子换成"阜南县人民医院柴集分院"，标志着阜南县医共体试点工作正式起航。三年过去，阜南县医共体建设在"大病不出县"中的初步成效已经显现。

　　来自阜南县医共体中龙头医院——阜南县人民医院"重大疾病外转数据分析"显示，与2016年相比，2017年该院肿瘤、心血管病、脑血管病患者外转数量均有大幅下降，分别达40.7%、31.2%、21.5%。与2015年相比，2017年阜南县人民医院医共体乡镇卫生院门诊、住院人次分别上升36.4%、34.8%。乡里破天荒地也能开展三类手术了。对人民健康威胁最大的三类疾病——肿瘤、心血管病、脑血管病，大病患者在县里就能解决问题。

　　与此相伴的是，医务人员干事创业的激情也前所未有地被调动起来。在阜南县人民医院，与改革前相比，2017年医院开展三、四类手术例数同比上升73.2%。人员支出在医院支出中的比例提升18.4%（达46.36%），职工年均工资提高1倍。

　　人们不禁要问，是什么成就了阜南县医疗如此"巨变"？阜南医共体又缘何走进全国县域医疗的舞台中央？

时势

　　阜南医共体"大病不出县"成绩背后，颇有背水一战的味道。从县情来看，阜南是典型的人口大县、农业大县、经济弱县、财政穷县。数据显示，2015年，阜南县人均GDP为7924元，不足全阜阳市的1/2、全安徽省的1/4、全国的1/6。在全县

170万人口中，有13万贫困人口，有70多万人长年背井离乡外出务工经商，留下3.4万名空巢老人和6.4万名留守儿童。在安徽省19个国家级贫困县中，阜南县与阜阳市临泉县、宿州市泗县一起，被认为是最穷三县。

从医疗事业来看，受多方面因素制约，阜南公共卫生事业发展严重滞后，突出地存在着群众"看病难、看病贵"问题。全县新农合病人自付比例高达44.31%；全县建档立卡贫困人口13.4万人，其中"因病致贫""因病返贫"的比例超过60%，远高于全国42%的水平。更有甚者，即使是在这样的情况下，依然有人利用职权暗中牟利，医商勾结、政商勾结，甚至到了触犯党纪国法的地步。阜南县县委书记崔黎毫不讳言，阜南县人民医院前任院长10年贪污2000多万元，并因此最终被判无期徒刑。

而与此同时，在国家强基层的背景下，医改重任落到阜南县头上。2015年4月，安徽省卫计委与人社厅联合发布首批15个医共体试点县，阜南县名列其中。阜南县肩负着为全省医共体开荒探索的使命。

综合考虑多种因素，如何让群众少花钱，看好病，如何扭转阜南县医疗形象，提升百姓县域就医的信任感，成为县委、县政府面前一道必须解答的命题。

崔黎给出的答案掷地有声，医改必须是一把手工程！医改不"改人"，就永远改不下去！他直言："医改是一个社会综合性问题，不能单纯依靠卫生主管部门去做。医改抓不好，是县委、县政府失职，是县委书记、县长不称职！"

一把手效应

县委书记当"医改一把手"，这一组织领导保障，为阜南县医改突破传统掣肘打下坚实基础。如今，不管在哪个场合，在分享医共体建设经验体会时，阜南县人民医院院长陈雷也总是把这一条放在首位。他认为，"党委、政府重视和支持是基层医改成功的'基础'保证"。

在阜南县医改推进过程中，党委、政府重视不是一句政治空话，而是实实在在的工作重心。在县委常委会、县政府常务会多次召开会议研究医改工作时，崔黎曾毫不讳言地表示，"一切工作围绕医改办"，为医改工作"开绿灯"，怎么都不为过！崔黎还对县分管领导、卫计委负责人和县级医院负责人有个授权，只要是医改问题，无论任何时候，无论什么情况下，都可以第一时间找到他。在改革最艰难的时候，卫生系统和医疗机构负责人会经常收到他类似这样内容的短信："医改不仅仅是医疗单位的事，你们任何符合实际、能让百姓得实惠的想法与做法，县委、县政府都会全力支持。任何时候、任何地方、任何情况下的工作都要以民生、民心

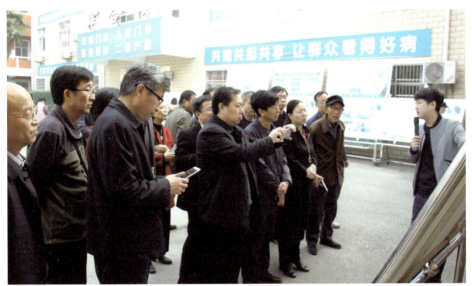

2017年11月8日，山西省运城市考察组到阜南县人民医院考察学习医共体改革

至上，这才是一个党员真正对党负责、对人民负责的党性所在！"

崔黎如此立场鲜明的话语背后，是当地重视民生、落实"将人民健康放在优先发展战略地位"的集中体现。例如，在一次研究资金使用的县政府常务会上，有被压缩经费的县直部门负责人提出质疑，为什么那样偏袒卫生部门。崔黎如是反问："没有健康，你要钱还有什么用？"

阜南县县委、县政府还抓住了医改的实质，即以"百姓得实惠"作为检验、检视决策的依据。按照"大病不出县"的要求，三级医院要承担起辖区急危重症的救治任务。为提高急性心梗的救治能力，阜南县人民医院曾希望引进心脏支架置入设备。面对县医院呈上来的这一需求，崔黎最后应允了。而支持他同意审批的原因是，他曾做过的一个调查。

崔黎在一个心脏支架手术费用调研中发现，做一个心脏支架手术，在北京协和医院的治疗费用需要11万元，在武汉亚心医院需要8万元，在上海瑞金医院需要9—10万元。而在县医院做这个手术费用仅需3万元，其中70%能够进行医保报销，需要老百姓承担的部分不到1万元。老百姓能得到的实惠是显而易见的。

既重视，又务实，在阜南县县委、县政府对医改如此支持的背景下，阜南县公共卫生事业变样的历史机遇到来了。

首先是给政策：政府放权，让专业的人做专业的事。在阜南，按照现代医院管理要求建立机制，将医院管理权、用人自主权、财务权还给了医院。党委、政府只负责监督。人社局和卫生局不再负责招聘人才之事。根据需求，县里创新人才、干部管理机制，安徽医科大学、蚌埠医学院毕业的本科生，可以免试进来，之后再由县乡统筹使用。医共体建设启动后，乡镇卫生院院长由县医院直接任命。

其次是给钱，财政支持力度加大。为解决医疗资源总量不足的问题，县财政在只能保吃饭、保运转、保稳定的情况下，投资18亿元，划拨土地600余亩，用于县医院、中医院、三院、妇幼保健院建设，建成后业务用房近40万平方米，新增床位3000张；投资9.58亿元，全面启动28个乡镇卫生院规划修编和设施改、扩、迁建，指导200余家村卫生室完成规范化建设和人民满意村卫生室创建。为了让乡、村两级心无旁骛地做好基本医疗和基本公共卫生服务，2016年，县财政共投入6000多万元，确保乡、村两级医生的工资发放。

龙头医院勇于探索

除了政府大力支持的外部因素，医疗战线内部，尤其是来自龙头医院的自强不息、勇于探索也十分"抢眼"。而这首先得从阜南县人民医院院长一职的任免讲起。

崔黎曾言，医改，需要改变人的观念、思想和认识，这项工作才能做得成。事实上，首先改变的是他自己。崔黎说："前任院长的贪腐案让我触目惊心，痛定思痛，也让我下定决心选人，突破原有框框，用奇招。"最终，2015年初，有着8年"新农合主任"身份的陈雷被组织任命为阜南县人民医院院长。

事实也证明，在"三医联动"成医改大势所趋的背景下，有着医保工作视角的龙头医院一把手出手不凡。以医保支付方式改革作为"大病不出县"突破口的做法，引得全国关注。

在陈雷看来，实现"大病不出县"，医共体建设要"强县""活乡""稳村"。"没有强大的县级医院，要想实现90%的患者不出县是不可能的；同时，如果乡镇卫生院承担不了辖区多发病、常见病收治的功能，当前患者无序就诊的状态将继续扩大；而在村这一级别，村医是基本公共卫生服务、家庭医师签约、健康管理等工作的主力军。"而在实现这一点上，要坚持推进"三医联动"。在医共体内实行"按人头付费、总额包干、结余留用"的医保支付方式，统率县、乡、村医疗机构共同发力，不断提高县域内就诊率。

如今，在阜南县人民医院医共体内，已经建立以患者发病率、县内就诊率、服务能力提升为核心的考核机制，实行总额包干、超支不补、结余留用的考核办法，且对县、乡、村三级医疗机构设定相应考核指标。

在此要求下，县级医院千方百计提升大病诊治能力。医院对上积极组建医联体、加强与行业巨头合作，目前，已经与北京解放军总医院、天津环湖医院、上海市同济医院、安徽省立医院、安徽医科大学第一附属医院、安徽医科大学第二附属医院、蚌埠医学院第一附属医院建立联系。这些医院会指派专家，到阜南县人民医院手术示教、教学查房、门诊坐诊。此外，医院加强对消化内科、介入科等区域高发病、县外转诊率较高的疾病重点支持；还结合卒中中心、胸痛中心建设工作，对神经内科、心内科、急诊科等相关学科给予优先发展支持。

在乡镇卫生院层次，为明晰其收治多发病、常见病范围，阜南县人民医院牵头将过去十年辖区内居民发病情况进行了汇总、整理和分析，编制出《阜南县常见病、多发病疾病谱》，明确《乡镇卫生院收治50+N种疾病诊疗规范》《村卫生室应该收治的15种疾病诊疗规范》。

根据乡镇卫生院诊治多发病、常见病短板和需求，阜南县人民医院以合作共建为抓手，创新运用驻点医师制度实地帮带。即，选拔一批取得中级职称以上的高年资住院医师，补差补缺，为驻点医师办理多点执业。驻点医师由县医院、所在乡镇卫生院共同管理、共同考核。考核指标包括出勤率、帮扶科室业务增长情况、50+N种疾病收治能力增长情况、新技术开展情况等；驻点期间，取消县医院处方权，不参与原科室绩效分配。

为解决乡镇卫生院的人才问题，阜南县医院主动承担职责，创新实施"县招乡用、县管乡用"的卫生人员招聘和管理模式，分批次为乡镇卫生院招录专业技术人员。首先，放宽招聘条件、降低准入门槛，吸引全县范围内具有大专以上学历、取得专业技术职称的人员报考，经考试合格录用后，按乡镇分院需求分配到乡镇工作。其次，培训方面，对招来的人员，要求其先在县医院急诊科、外科、内科轮转培训三个月，考核合格后上岗；免费参加县医院继续教育培训班相关培训学习，一年内必须到县医院对应专科免费进修一个月以上；在待遇方面，与院本部招聘人员一样办理签订"四联协议"、聘用合同，享受同等待遇；工资原则上不低于院本部招聘人员；乡镇卫生院统一安排食宿；县医院和乡镇分院对"县招乡用"专业技术人员实行同步管理、共同考核，表现优秀者，3—5年后可调剂到县医院本部工作。

如今，在阜南县，除了阜南县人民医院牵头成立第一医共体外，阜南县中医院、阜南县第三人民医院也分别成立了第二、第三医共体。阜南县人民医院的做法有望得到全面推广。

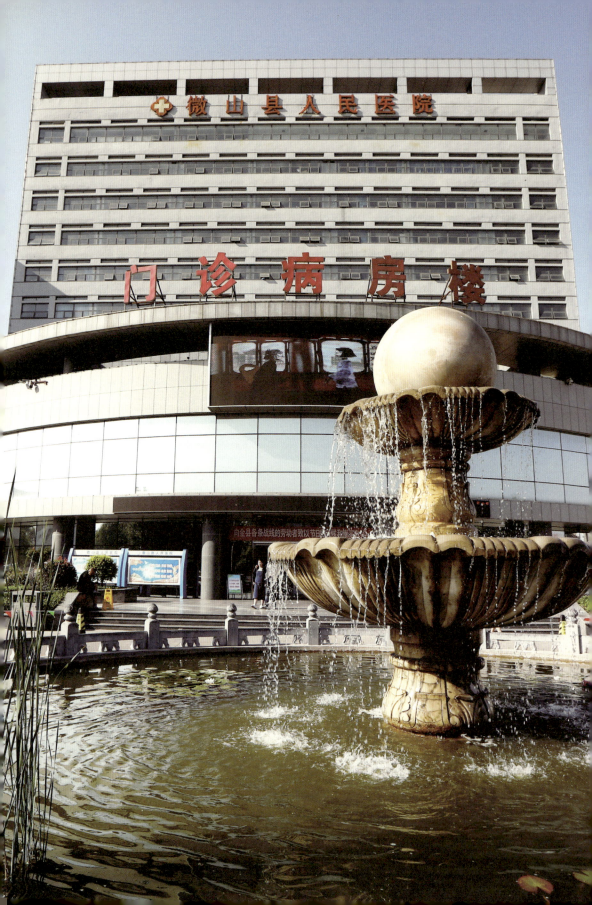

微山县人民医院

医联体让百姓幸福满满

文 / 王洪敏

"西边的太阳快要落山了，微山湖上静悄悄……"这首耳熟能详的歌曲流传了多年，唯美的画面诗意盎然。

面积1266平方公里的微山湖，占微山县总面积的三分之二，是我国北方最大的淡水湖。可位于鲁苏两省三市九个县市区结合部的微山县，虽管辖15个乡镇、1个省级经济开发区，但72万名群众却因地域狭长、交通不便，特别是县域内医疗水平一般，许多疑难杂症患者不得已还要到外省就医。

近年来，为加快健康中国的步伐，落实"大病不出县"的国家医改目标，微山县下决心打造以微山县人民医院为龙头的县域医联体，建立县、乡、村一体化的就医新机制，实现县域就医同质化的目标。

蹄疾步稳齐推进 优质资源互调配

万事开头难。2016年初，作为微山县唯一一家综合性二级甲等医院及爱婴医院，该院在党总支书记、院长李玉亭带领下，召集各部门负责人、业务技术骨干，对医联体前期的试点问题、收费系统项目、预约诊疗机制、系统识别范围、工作业务量统计等进行了初期估算，并与各医技科室就检查注意事项、预约检查和报告反馈时间等进行了沟通。

此外，微山县人民医院还召开了协作洽谈会议，了解微山湖沿岸的塘湖医院概貌及服务现状，征求其开展医联体工作的具体需求、意见及建议。之后，又召开了医联体工作推进大会，与塘湖医院共同研究合作协议内容、转运病人等相关事宜。2016年2月6日，微山县县域医联体方案出台，微山湖沿岸的塘湖医院成为首家试点医院。2016年4月11日，微山县人民医院迎来了第一位医联体上转病人。

如何促进县域卫生技术力量同质化？一是微山县建立和完善了医务人员定期到医联体成员单位兼任学科带头人、挂职培养的机制，规定县人民医院每周两次到医联体成员医院坐诊、查房、带教、讲座；同时，医联体成员派人到县人民医院学习、深造。此外，充分利用信息化技术，快速拉近基层与县医院诊疗水平，让常见病、多发病尽可能留在当地，实现了县域医疗技术同质化的服务目标。

二是积极搭建优质资源平台，最大限度满足群众的高水平就医需求。微山县人民医院先后与北京医院、山东省千佛山医院、济宁市第一人民医院等国内、省内大医院签署合作协议——上级专家定期到县人民医院坐诊，开展专科共建、业务指导。2017年，接受上级医院专家帮扶120人次，全院授课9次，病例讨论27次，开展手术89例。特别是北京医院、中国医科院阜外医院、首都医科大学附属北京安贞医院、济宁市第一人民医院纷纷来院帮扶，从DSA室建设，到圆满完成血管造影和支架植入术，均少不了他们的功劳。

三是严管质量、持续改进、不断提升医联体活力。作为龙头单位，近年来，微山县人民医院坚持对基层医联体医院开展医疗、护理和院感质量检查，帮助整改工作中存在的问题。2016年4月到2017年12月，微山县人民医院向成员单位派出专家1536人次，举办专题培训71次，接受进修人员68人次，进行医联体巡讲12次，授课49学时，培训医务人员510人次；同时圆满完成了7轮全县村卫生室453人次（全县三分之一村医）的培训任务。这种一级帮一级的做法，犹如接力棒，把优质医疗资源覆盖到了最基层。

四是以信息为桥，实现资源共享。近年来，微山县人民医院以信息技术为纽带，建立健全了健康教育、医疗信息查询、在线咨询、预约挂号和远程医疗服务体系。特别是建立了"医联体工作群""院前绿色通道群""专科协作群"等不同渠道的医院、科室、乡镇卫生院、村医联络群（共33个群2649人），通过微信群就可实现医联体病人的预约诊疗、专家会诊、报告反馈、问题咨询、病历讨论、信息共享。入院前绿色通道就已经打开，入院后有专人陪同，大大提高了患者满意度。

五是考核评价，激发医联体发展动力和服务效率。县人民医院结合薪酬激励制度和绩效考核机制，以基层诊疗量占比、双向转诊比例、居民健康改善等指标，对各成员单位医联体工作进行绩效考核、业务考核、病人满意度"三重"考核评价，施行"同工同酬同绩效"，实现了县、乡、村利益共享，充分调动医务人员积极性。

功夫不负有心人。微山县域医联体推动了全县医疗资源的深度整合。截至2018年4月底，微山县人民医院共接收基层医联体转诊患者10670人次，向基层医联体医院转诊患者8369人次，同比实现了门诊量21.6%和住院量14%的增幅。可喜的是，微山县乡镇卫生院门诊量也实现了10%以上的增幅，特别是张楼镇卫生院、付村街道卫生院等部分基层医联体医院，门诊及住院人次实现了50%—80%的增长。

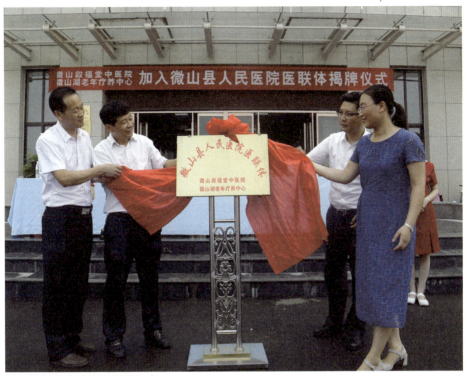

微山县人民医院医联体揭牌仪式

接力落实促提升 县域就医一体化

2017年5月，为进一步推进医疗卫生体制改革进程，提升服务质量与全县医疗卫生信息化水平，实现县域医疗信息与外部信息的全面集成和共享，微山县人民医院与北大医疗信息技术有限公司达成全面战略合作协议，组建信息化集成平台及智慧医疗，为卫生管理、服务患者和医联体建设打下了坚实的信息互通互联基础。

2017年11月1日零时，县人民医院信息化平台项目正式上线运行，数据及时上传省、市健康数据平台，初步达成互联通、强基层、共协同、同管理的项目目标，开展预约治疗、双向转诊、远程会诊、区域转检、远程阅片、区域心电、慢病管理等协同服务，有效提升了医院管理和服务水平。

更重要的是，信息平台配合家庭医生的手机移动终端，一是可使患者能够通过远程沟通、就诊，实现"互联网+家庭医生"的新机制，推进医药卫生信息化建设步伐；二是可增强县域医联体各单位协调互补，实现医联体内乡镇卫生院、村卫生室的医疗卫生服务资源共享和区域资源规划协调优化，最大限度地让利于基层患者；三是启动"掌上医院"的就医模式，实现手机预约、挂号、缴费和查询报告，可持续改善患者就医体验，提升医院整体工作效率，开启智慧医疗新时代，让患者感受到信息化平台带来的快速与便捷。

拓宽服务惠群众　家庭医生进农户

微山县人民医院家庭医生工作开展于2012年，从最早微山县的"千名医务人员进百村入千户""湖上家庭医生"，到现在济宁市的"万名保健医生进农户"工作，已近6年时间。微山县人民医院对全县8个乡镇、138个自然村进行家庭医生式卫生保健服务，276名医务人员每2人包保一个村庄，每月进村入户三天，对人员进行信息录入。2017年，医务人员共进村入户58310户，签约率达92.21%，健康咨询人数（包括电话咨询）65234人次，健康查体人数30215人。

值得称道的是，微山县人民医院每月制订家庭医生工作计划，专家团队每周至少两次入村巡诊，巡诊车内彩超机、心电图机、X光机、生化分析仪、免散瞳眼底照相机、妇科检查床、便携式信息终端等设备一应俱全。2017年，医院共开展巡回医疗66次，义诊7669人次。现场测心电图1179人次、超声984人次、血糖1418人次、血压2533人次。

2017年10月，医院引进便携式信息终端设备，采取一人一档一登记，用身份证录入数据库，做到"精准到人，精准到病"，初步实现"户户拥有自己的家庭医生，人人享有基本医疗卫生服务"的目标，受到了社会各界和人民群众的普遍赞誉。

2016年，该院还启动了慢病管理领航项目、微山湖区"心脏零猝死工程"和"全国高血压防治微机网络微山县推广中心"。2017年初，又相继成立了慢病管理办公室、微山县糖尿病并发症筛查基地。

依托医联体，建立慢性病防治网络，充分利用家庭医生下乡服务平台，每月确定一个重点筛查病种，把筛查出来的慢病病人数量和疗效，作为家庭医生考核的重要指标。同时将每组家庭医生发现的慢病，由慢病办负责收集、汇总，运用慢病管理平台进行管理。

据悉，通过家庭医生发现的慢病，大部分由家庭医生和村医给予治疗，病情得到了控制，其中300人次慢病病人通过医联体合作模式来院就诊，130人次直接由家庭医生转去住院诊治。

群众满意见实效　护佑健康新作为

微山岛的患者凤香（化名）是微山县域医联体的受益者之一，她至今记得2017

年生二胎时医联体带给她的便利。

"凤香，24岁，孕40周，二胎，出现腹痛等不适症状，正在前往医院，请安排住院。"天还没亮，微山岛的村医张波就在微山县医联体工作群里发送了这条就诊预约信息。"直接去6楼产房，安排产科开通绿色通道等待就诊。已与患者联系，请放心。"很快，张波就接到县人民医院客服部的回复。微山岛距离微山县人民医院有近两个小时的路程，加上坐船倒车，凤香到医院时快分娩了。通过医联体工作群，医院开通转诊绿色通道，孩子顺利降生。

"朱某，头部外伤，出血严重，需紧急到微山县人民医院救治，家属准备拨打120。"2016年12月14日22点57分，微山岛卫生室张波医生向医联体微信群求助。120值班护士看到信息后立刻通知值班司机出车，在没有接到120室总调度的电话前已经准备完毕。23点救护车准时发出。抵达微山岛渡口时，张波医生已用快艇运送病人与救护车会合。从出车到抵达医院仅用了40分钟，提前了20多分钟。

"加入医联体后，乡医看病有了坚强后盾。以前看病难的问题，很快得到了解决。"张波说，以前湖区百姓很少到县城看病，即使到了医院也找不到合适医生。医联体模式实施后，患者到医院看病好像有了熟人，到了医院就有人接待。随车护士说："以前夜间去微山岛接病人，经常不知道病人的路线。微山岛有两个渡口，因为天黑找不到船，影响病人的救治。"

自医联体工作开展后，医联体医生与120室的大夫随时电话微信沟通病情与位置，还可以通过微信定位，大大缩短接诊病人的路程，同时医院也为病人专门开设了医联体绿色通道，使患者得到及时有效的救治。

医联体管理体系的建立，还实现了县人民医院对乡、村医联体单位进行业务工作帮带与考核，调动了基层医联体医院的工作积极性，实现了"90%病人不出县"的医改目标。多赢的局面让微山县百姓和医疗单位尝到了甜头。截至2017年12月，微山县县域医联体已有成员单位25家，实现了"人才、技术、管理、质量、考核、医保"一体化管理和有效衔接，不仅县医院龙头作用凸显，县域医疗机构整体水平也明显提升，极大地促进了国家分级诊疗制度的贯彻落实。

"县域医联体建设，为湖区群众就近看病提供了最大便利，增强群众的获得感、幸福感，有力带动了基层医疗卫生服务能力提升和分级诊疗制度的贯彻落实，推动了医疗服务高质量发展，实现了'大病不出县、小病不出乡、慢病不出村'的一体化就医格局，对于疾病早发现、早治疗和提高群众生活质量具有重要意义。"微山县人民医院书记兼院长李玉亭感慨万分。

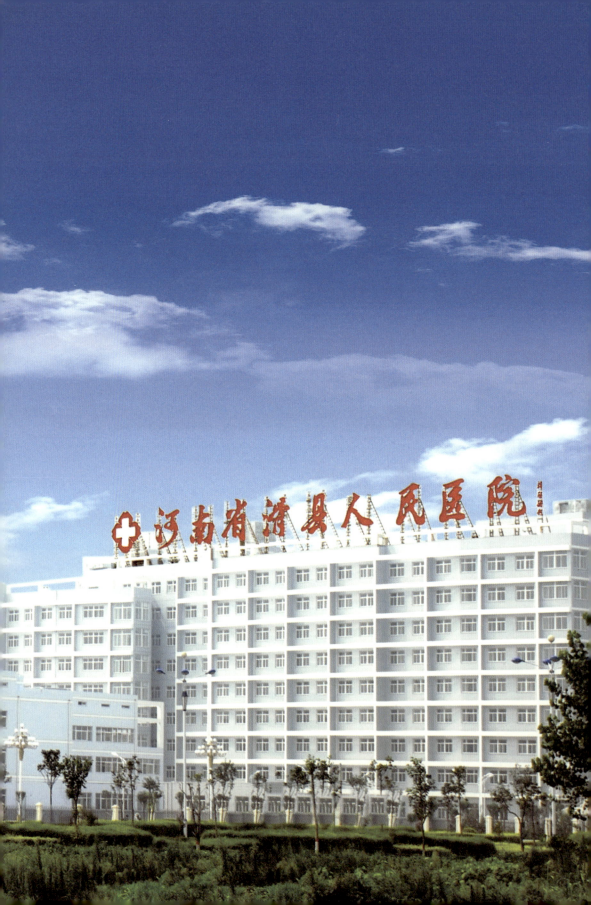
河南省浚县人民医院

滑县人民医院

打一场脱胎换骨的医院升级战

文/宋攀 刘蔚

2018年9月，国家卫健委有关领导在全国县域医改现场会上释放消息，强县、活乡、稳村要成为县域医共体建设的核心。打造强县典型，国家将在全国范围内重点打造500家县级医院。

在河南省，一家县级医院正在为这一目标拼命努力。它就是滑县人民医院。

滑县素有"中国小麦第一县"之称，是个典型的人口大县、农业大县，拥有148万人口，195万亩耕地。守护土地、辛勤耕耘的祖辈传统，让这里有一股踏实、认真的民风。走近滑县人民医院，人们最容易被感染的，亦是全院上下兴起的拼搏进取之风。

至今，在医院官网"医院动态"一栏，一条发布于2013年9月的文章仍被置顶展示。一位中层干部有感于院长李凤垒与全院各科室负责人的一次集体谈话，写下自己对"三个管好"的理解与追求——管好自己、管好科室、管好学科。管窥见豹，这些来自医院干部的星星点点叙述，其背后是医院战鼓声声的战略升级战。

争做全省县级第一批三级医院

滑县人民医院始建于1952年，是原卫生部重点联系医院，现有床位1500张，职工1438名，其中卫生技术人员1234名，高级职称178名，中级职称348名，研究生28名。2017年，医院门急诊66.1万人次，出院5.8万人次，手术1.9万例。

在历届领导班子和职工打下的良好基础下，2012年，新一届领导班子集体亮相，"打造最具核心竞争力的县域医疗中心"成为滑县人民医院全新的战略目标。

对于一个县级医院，其最应该具备的核心竞争力是什么？在滑县人民医院掌门人李凤垒看来，一个服务于100多万人口的龙头医院，滑县人民医院必须撑起一方百姓就医的天空，打造一片医、教、研、管全面发展的高地。而其实施的路径则是，以等级医院创建为契机，全面提速医院发展实力。

2016年11月，来自河南省卫计委信息规划处的一个回复，恰似给滑县人民医院的这一目标打了一针强心剂。河南省卫计委信息规划处组织等级医院评审专家组审核，同意滑县人民医院在"十三五"期间建成三级医院，滑县人民政府将滑县人民医院建成三级医院列入《滑县国民经济和社会发展第十三个五年规划纲要》重点推进项目。迅即，该院于2017年3月17日启动三级综合医院创建工作。

在谈到创建三级医院的初衷时，李凤垒表示，"三级医院"不仅是一个符号，更是一种标志，它反映着医院软硬件水平，尤其是软件水平迈向了一个更高的水准。更代表着大病、急危重病患者有了更多的救治机会，也可以让这些患者不出远门就能享受到高层次的医疗服务，更好地实现医改90%患者不出县的目标。为了不给患者增加就医负担，全院在三级医院创建过程中，还形成了"二级医院收费标准，三级医院服务水平"的共识。

"河南省县级医院里现在还没有一家三级医院。"当下的李凤垒和全院员工一样，虽然天天为争创三级医院忙得不可开交，但热情和干劲却丝毫未减。

一切为了学科

李凤垒坦言，当前三级医院创建是医院工作的重中之重。对标学习、自查自纠、建章立制，一切都在按计划如期推进。以等级医院创建之机，提高治大病核心竞争力，滑县人民医院视学科建设为能力提升的根本。

在实施手段上，滑县人民医院将目标瞄准了省级重点专科。在医院已有肾内科、泌尿外科、心内科3个省级临床重点专科的基础上，滑县人民医院聘请5名省级重点专科评审专家，按照省级评审标准组织评选院级重点专科。最终，普外科、儿科、妇科、麻醉科、内分泌科5个科室被评为院级重点专科，消化内科、肿瘤科、口腔科、检验科、骨科被评为院级重点培育专科。对于这些评选出的专科，医院不惜投入，3年周期内，医院为每个重点专科提供了100万元重点专科建设资金，为每个培育专科提供50万元重点培育专科建设资金，并为院级重点科室每月奖励发展经费1000元，为院级重点培育专科每月奖励发展经费500元。

在更高的层次上，为打造重点学科、优势学科和特色学科的学科格局，滑县人民医院鼓励开展"大、难、新、特"，提高"危、急、重"病种的救治水平。全力推进卒中、胸痛、危重孕产妇诊治、危重新生儿救护、创伤救治中心建设，重症医学科有外科ICU、NICU、PICU、EICU、CCU，呼吸ICU六个病区，构建生命的抢救通道。

在常见病、多发病方面，医院加大规范诊治力度。推进肿瘤多学科协作医疗中心，加强标准化代谢型疾病管理中心（MMC）和呼吸病学与危重症医学（PCCM）专科规范化建设，提高基层慢性病综合防治能力。值得一提的是，在多

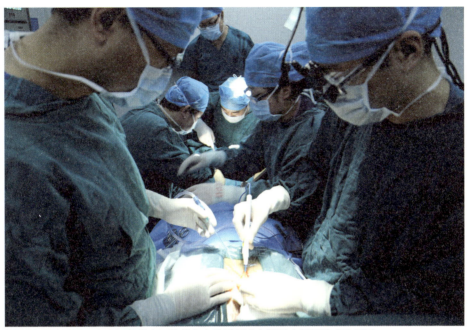

2016年3月13日，全省县级公立医院首台心脏搭桥术在滑县人民医院成功开展

学科会诊方面，每周会由一名业务副院长带队进行多学科会诊、多学科查房，推动多学科交叉发展，为患者确定最佳诊疗方案，不断提高医院的专业水平。滑县人民医院对此项工作的重视程度可见一斑。

以临床需求为先，一切为了学科。为满足临床诊疗需求，医院克服重重困难先后购置了一批国际一流医疗设备，如美国GE128层螺旋CT、美国GE3.0T核磁共振、全数字化血管造影系统、Precise Treament System直线加速器、高效液相串联质谱分析仪4500MD等国际高端大型医疗设备100多台（件）。

在医院的重视下，医院新技术新业务开展传来喜讯。2017年，医院共开展新业务、新技术63项，其中，三、四级手术达到40%以上，泌尿外科、妇科腔镜手术达90%以上，完成心脏外科手术（冠脉搭桥术和房/室间隔缺损修补术）23例，完成冠脉支架植入术（PCI）400余例，冠脉造影976例。

来自滑县八里营乡68岁的村民曹某，是滑县人民医院学科建设的直接受益者。2017年3月中旬，曹某因冠心病合并高血压，到滑县人民医院就诊。3月23日于RCA置入支架2枚，复查冠脉造影提示冠脉血管穿孔，立即给予心包穿刺、猪尾导管穿刺、抽出不凝血、自体血液回输等急救措施；同时，紧急联动心内外科专家会诊，该院专家与北京专家联手，在第一时间成功为患者实施了急诊冠状动脉搭桥术，开了河南全省县级公立医院开展急诊冠状动脉搭桥术的先河。如今，在滑县人民医院，每逢周六、日均有来自北京各大顶级医院的专家来院坐诊、手术、带教。

借着分级诊疗的东风，滑县人民医院学科建设覆盖面已经走出院外围墙。滑县人民医院相继成立分级诊疗办公室、心电远程诊断中心、影像诊断中心、医学检验中心，免费为来自乡镇卫生院服务端的患者做出准确诊断。此外，医院和滑县所有乡镇卫生院签订了《家庭医生签约服务双向转诊协议》。2017年，滑县人民医院心电远程诊断39135例，影像诊断2000余例。滑县人民医院还选派两个临床科室主任担任乡镇卫生院院长，确定两个试点卫生院先行，稳步推进诊疗工作。2017年，滑县人民医院对乡镇卫生院共组织专业知识培训94场，义诊96次，坐诊140次，病房查房80余次，各类受益人数达到9120人。

建设学习、创新型医院

在谈到三级医院创建体会时，李凤垒表示："总体推进得很顺利。但最难的是人员素质的提高和习惯、意识的改变。"

在这方面，业内还有一个流传甚广的故事：一位老专家每年都会做很多台手术，但如果问他，你一年总共做了多少手术，这些手术中疑难复杂手术的比例是多少，患者分布特征是什么……他很可能就要语塞了。

在李凤垒看来，带着科研的头脑做临床，将宝贵的个人经验总结并传递开来，是医院正规军建设的必由之路。"为什么教学医院平均水平都比较高？是因为善于总结，善于带学生。医疗是今天，科研是明天，教学是未来。"李凤垒一语中的。

从何处着手呢？打破县级医院坐井观天的局限，滑县人民医院着眼于转变人的意识和观念，积极开拓上级医院资源，以"走出去""请进来"的方式拓宽医务人员视野。

医院已经加入郑大一附院、河南省人民医院等70余个专科联盟，与北京大学及其附属医院、阜外心血管病医院、郑大一附院、河南省人民医院等国家知名医院建立技术协作；与印度管理学院、美国普度大学、日本东京株式会社医疗福祉部、德国奥古斯特维多利亚等国外知名院校和医疗机构开展学术交流活动。

为鼓励医务人员在繁忙的工作之余，积极"走出去"学习，医院还将长期进修人员的奖金由平均奖提高至平均奖的2倍。2017年，医院共派出398名专业技术骨干到省级以上医院进修、学习，其中，组织全院中层分三批到北京大学医学部参加医院管理研修班，并在北大各附属医院进行了跟班学习。

为助长全院学习、创新之风，医院还为包括后勤科室在内的每个科室安装了投影仪，配备笔记本电脑，并将科室组织学习情况纳入绩效考核。

在全院层面，医院积极为医务人员教学科研募集资源、配套设施。资金方面，如今医院每年设立300余万元科研、教学基金，用于科研、教学相关项目的经费。场地方面，2017年9月9日，中央财政投资项目4000万元，县政府配套1000万元的门诊医技科研综合楼顺利奠基开工，将为科研提供研究平台。

在重科教、拿实招的医院氛围下，滑县人民医院喜讯连连。

2012年12月，滑县人民医院被河南省博管委、人社厅批准为河南省博士后研发基地。

2016年、2017年，在国家"重大公共卫生服务项目农村癌症早诊早治项目"中，滑县人民医院被中国癌症基金会、原国家卫计委农村癌症早诊早治项目专家委员会评为优秀项目单位。

2017年1月，滑县人民医院成为河南科技大学教学医院。

2017年8月，滑县人民医院成为河南省首批"3+2助理全科医生规范化培训基地"之一。

2017年12月，滑县人民医院获得河南科技大学颁发的"优秀教学实习基地"称号。

2018年6月，滑县人民医院被北京大学授予北京大学肿瘤研究中心食管癌精准防治研究·北方中心，与北京大学肿瘤中心联合开展了HPV项目、HPV感染自然史研究项目、RCT项目、基于临床的食管鳞癌风险预测模型构建与验证研究项目，均取得了显著的阶段性成果。近年来，医院与北京大学肿瘤中心合作发表SCI论文23篇，尤其是2018年在《GUT》杂志（英国胃肠病学会的官方期刊，在胃肠病和肝脏病学科的期刊中排名全球第二）上发表的论文影响因子达到17.1，也是世界首篇关于食管癌内镜筛查疗效观察方面的论文。

通过多年努力，滑县人民医院综合服务能力不断提升，2015—2017年，医疗增加值逐渐增加，县域外转率逐渐下降，患者满意度不断提高，被河南省卫计委评为"2015—2017年度河南省持续改善医疗服务示范医院"；医院2014—2017年连续四年荣登香港艾力彼医院管理研究中心发布的中国县级医院竞争力100强排行榜，分别名列80位、75位、68位、67位，位次逐年提升。

2019年，滑县人民医院再次迎来重大发展利好。该院成功入选河南省县域医疗中心建设单位。据了解，县域医疗中心是新形势下河南省加快县级医院能力提升的重要举措。河南省将投入18亿元，依托50个县（市）人民医院建设县域医疗中心，加大引人才、引技术、引管理力度，助力医疗设备换代升级。

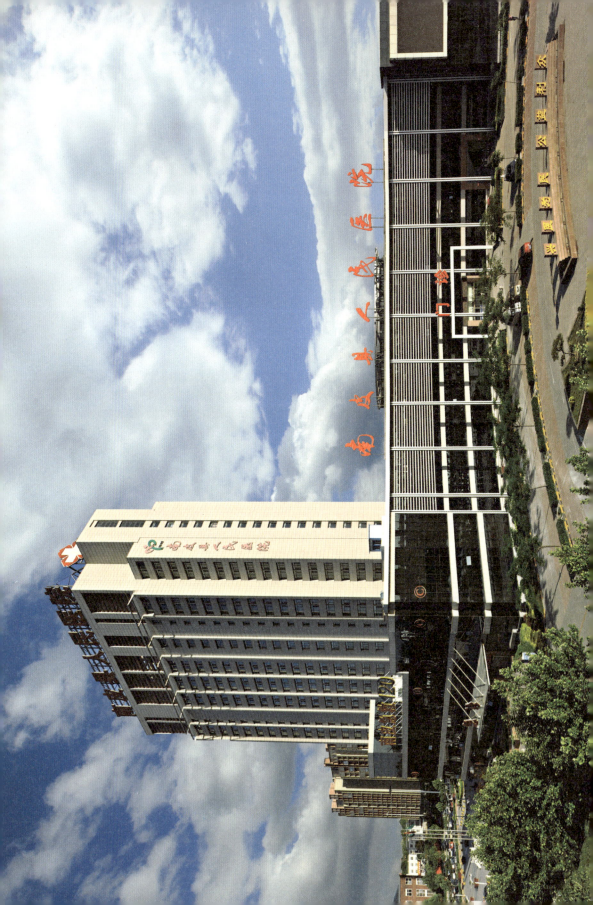

南皮县人民医院

书写"留人"新篇章

文 / 王一博 周淑芳 崔云良 宋攀

打开河北省南皮县人民医院的简历，人们很难不被国家赋予其的两个名号吸引。一是国家卫健委全国医院信息化建设试点医院，二是全省县级医院规范化管理示范医院。这两个称谓无声地诉说着医院的管理水平和优势所在。

近几年来，作为国家县级公立医院综合改革和省创建县级公立医院综合改革示范县试点单位，南皮县人民医院充分发挥固有优势，以信息化为抓手，上引名家名院，下联乡镇农村，在"大病不出县"攻坚战大潮中书写了南皮特色。

"共"字上做文章

南皮县辖6镇3乡、312个行政村，总人口36万人。南皮县人民医院拥有开放床位820张，在职职工近1000人。对于南皮县医疗龙头的南皮县人民医院来说，承担起这36万人的医疗、预防、保健、急救、康复工作是其神圣的职责所在。

熟悉医疗的人士都知道，在新的历史条件下，党中央、国务院提出了保基本、强基层、建机制的医疗体制改革方针。对于县级公立医院的定位，国务院办公厅在《关于全面推开县级公立医院综合改革的实施意见》中曾明确，将县级公立医院综合改革成败视为深化医药卫生体制改革、切实缓解群众"看病难、看病贵"问题的关键环节。作为县级公立医院，要重点发挥两大作用，一是农村三级医疗卫生服务网络的龙头作用，二是城乡医疗卫生服务体系的纽带作用。

在这样的改革背景下，南皮县人民医院被河北省卫计委遴选为首批省级医共体建设试点单位。以此为契机，南皮县人民医院大力探索构建区域医疗共同体。

致力达到"小病不出村、常见病不出乡、大病不出县"的目标，自2015年以来，南皮县人民医院逐渐构建下联乡镇卫生院（含社区卫生服中心）及所属村卫生室的医共体。如今，已覆盖9所乡镇卫生院和18个村卫生室。

为让医共体形成利益共同体、责任共同体、管理共同体，文件明确提出组建紧密型医共体目标，实行"三统一"原则，在"共"字上做足文章。

制度建设方面，南皮县人民医院出台了《医疗共同体实施方案》，会同县卫计委联合下发了《医共体管理制度》。为了健全管理机制，南皮县人民医院成立了以院长为组长和党委书记为副组长的领导小组，下设办公室，委派执行院长，负责医共体建设具体日常工作，推行医共体主体医院院长负责制、任期目标责任制和问责制。此外，医共体还定期召开成员单位院长、县医院执行院长碰头交流会，组织相关科室下乡调研，积极探讨新形势下新的管理模式，落实财务预算、薪酬分配、干部任免、重大事项决策、重大项目实施、大额资金使用集体讨论等制度。

为保障医共体服务质量，县医院还在医共体内部统一了各医疗机构规章制度、服务标准、技术规范，建立统一的业务和设备管理制度，提升基层服务质量，并明确医共体内各医疗机构的医疗质量接受县人民医院的质量考核。

统一医疗资源，建立完善药品耗材集中采购制度。根据相关规定，所有项目设备由项目单位负责保管，非正常损坏由项目单位负责。在人力资源方面，南皮县人民医院组建了高职称、高学历、有丰富临床经验的专家医师和护士团队，到医共体卫生院查房、坐诊、讲座等，充实医共体卫生院的技术力量。

统一成员单位绩效考核方面，每月县医院统计医共体合作项目单位通过远程挂号、转诊、开具医技检查单、收住院等工作的工作量，并以此对其进行绩效考核。具体来说，主要关注卫生院、村卫生室利用医共体平台与县级医疗机构视频沟通、交流、会诊、挂号、转诊、收住院等情况。

信息化凝聚县、乡、村

如今，大数据时代，大数据已经形成万物互联、人机交互的网络空间。借助已有优势，南皮县人民医院紧紧依托信息化手段，为医共体建设赋能。如今，借助远程手段的张力，南皮县人民医院将乡卫生院和村卫生室拧成了一股绳。

在南皮县，通过医共体平台，乡镇卫生院或村卫生室可以为患者实现医院网上挂号、转诊、开具检查等，患者到院后可直接缴费检查、取药，并给予优先就诊、检查，其检查检验结果可在基层医生工作站保存查阅。百姓从中获益明显。

65岁的鲍官屯乡村民王吉祥突感胸痛，家人随即把他送到鲍官屯卫生院就诊。鲍官屯卫生院的医生诊疗后判定为急性心梗，便通过微信群上传诊断结果，与南皮县人民医院专家进行会诊。经会诊后，确定为急性下壁心肌梗死，120火速接诊后，开通绿色通道直接进入导管室进行急诊冠脉造影，56分钟开通血管，使病人得到了及时救治，转危为安。

南皮县寨子乡大安村村民张建华，在家突发言语不利，左侧肢体偏瘫。寨子

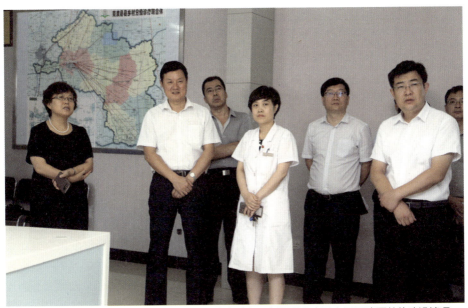

2018年7月18日，河北省委改革办副主任杨海亭（左二）调研南皮县人民医院医共体建设情况

卫生院医生利用远程系统与南皮县人民医院医生进行视频交流，初步诊断为急性脑梗死，需立即手术。医院急诊120以最快的速度接回患者，开通脑卒中绿色通道，神经内科、导管室、急诊科等科室通力合作，使患者所有的检查和评估在最短时间内完成，挽救了患者生命。

35岁的张玉敏，突发腹痛并伴有发热，到大浪淀乡卫生院检查后，没有发现病症根源，便通过微信群联系来医院就诊。乡卫生院医生提前为该患者在县人民医院网上挂号，并开具检查单等，患者到院后由医院陪检人员全程陪同检查，不到一个小时的时间便找到病灶，药到病除。

南皮县人民医院已完成与9个乡镇卫生院、18个村卫生室的网络对接。项目成员单位还可与北大人民医院、县医院同时进行视频交流，通过听取学术讲座、参与远程病例讨论等提升专业知识。自医共体平台建立以来，共开展远程会诊、远程病历讨论近千次。

此外，为提高医疗服务质量，改善患者就医体验，在以电子病历为核心的基础上，南皮县人民医院健全各项信息化功能，完善涵盖HIS、LIS、院感、重症监护、临床路径、手机绑定OA办公等医院信息系统。面向患者，医院已经开放了手机APP预约挂号，安装了电子分诊叫号系统、影像自助打印系统和自助摆药系统等，改善了候诊秩序，节省了患者等待时间。

强化龙头地位不放松

在政策、资金、人力齐投向县域的关口，南皮县人民医院牢记县域领军作用，不断强化内涵，提升服务。

学科建设是医院发展之本。医院充分借助京津冀一体化发展契机，加强与京津冀知名医疗机构对接与合作，并以卒中、胸痛、创伤救治、危重症孕产妇救治和危重症新生儿救治"五大中心"为载体加快专科建设步伐。

与此同时，医院还确立了"外出取经、请来授艺、在家练兵"的人才培养模式，强化人才队伍建设。外派优秀医务人员到国内知名医院进行长期进修、短期培训，通过上级医院的"传、帮、带"合作，医院医务人员的理论水平和实践能力得到普遍提高。如今，医院向上已与解放军总医院、首都医科大学附属北京儿童医院、北京大学人民医院建立远程医疗合作关系；与河北省人民医院、沧州市中心医院多个学科专科联盟签订合作协议；邀请专家定期到医院坐诊，使许多疑难复杂的疾病在本地就能得到国家级专家教授亲自会诊、诊治，受到群众一致好评。通过专家带教，医务人员的诊疗水平和服务能力得到稳步提高。

除了搭平台学习，医院还同步配套绩效管理制度。为全面调动员工积极性，绩效管理确立以服务质量、数量、成本控制和患者满意度为核心的内部分配机制，按照多劳多得、优劳优得的原则，坚持绩效优先，充分发挥绩效考核的激励导向作用，合理拉开差距，实现了编内与编外人员同工同酬。

多措并举，南皮县人民医院内涵建设取得显著成效。2017年，医院成功跻身中国县级医院300强先进行列，胸痛中心建设通过中国胸痛中心审核，是河北省唯一一家入围的县级医院。

控费为民

方便患者在县域就医，除了提升医疗服务能力水平，扩大医疗服务的可及性亦十分关键。

为降低患者就医负担，医院高度重视控费工作。按照"医改"制定的《合理控费与奖惩暂行办法》，规范医务人员诊疗行为。医院通过推行临床路径、落实处方点评以及"控费监督月"等措施，分类控费，既不影响新技术项目的开展，又有效控制了费用的不合理增长。

2016年10月，医院出台《配合医保支付方式改革实施方案》，探索DRGs分组付费方式的举措，走在了沧州市同级医院的前列。为保障此项工作落到实处，医院还成立了医疗付费方式改革领导小组，根据医院管理综合要求，统筹安排各部门人员对DRGs分组和付费标准进行核实。

医院确定了脑梗死、急性阑尾炎等9个病种，涉及科室11个，通过DRGS分组付费严控医药费用。同时，医院在完善药品供应保障上，严格执行网上招标，实行阳光采购，并控制新药和耗材的购入，对临床必需的药品及耗材，按照规定程序规范采购，药械科与供货商进行议价，力求把价格降到最低。

医院实施的药品采购"两票制"，也进一步降低了药品虚高价格，保障了群众用药安全和药品价格的合理性，提升了患者对医院的满意度。2017年岁末统计，门诊患者次均费用同比下降4.9%，医院大型设备检查阳性率保持在73%以上，抗菌药物使用率连续两年保持在60%以下，控费工作成效明显。

在潞灌乡，分级诊疗制度的贯彻落实，让长年受脑缺血折磨的村民刘金星在县医院看病看得非常踏实。以往，尽管新农合可以报销部分诊疗费，但到大城市住院的治疗费用仍然让他有些负担不起。现在，县医院的医疗水平上去了，他的治病费用从超过4000元降到不足2000元，报销后个人只出500多元。

"医联体也好，医共体也罢，医改的目的都是惠及百姓，彰显公益，让普通百姓分享健康红利，具有真真实实的获得感。"河北省人大代表、南皮县人民医院刘玲院长感慨地说。据统计，通过南皮县人民医院一系列的改革举措，医院年门诊量达53万多人次，同比增长18%；出院病人数4万多人次，同比增长9%；住院手术量近9000例，同比增长12%。

刘玲院长同时表示，医共体尝试让医院看到了医改的春天，组建医共体是一项系统工程，但由于一些相关体制的约束，工作中也遇到了瓶颈问题。首先，法人治理体系还有待完善，需要进一步理顺医共体内部的法人治理结构，提高工作效率；其次，乡镇卫生院人事薪酬不能自主分配，实行的收支两条线，存在多劳不能多得、不干也能得的现状；三医联动有待进一步落实，尤其是医保支付方式改革要同步推进。

清醒地认识到以上问题的存在，刘玲院长直言，就目前来看，在县域医共体建设中，县级医院目前尚处于不产出，只投入的状态，做着"赔本的买卖"。"我们要改的不仅仅是和几个卫生院签几份协议，而是要推动医疗卫生工作重心下移、医疗卫生资源下沉，推动城乡基本公共服务均等化，为群众提供安全有效方便价廉的公共卫生和基本医疗服务，这样的'赔本买卖'值得做，也应该做。"相信随着医改的不断深入，问题也会不断得到解决。刘玲院长表示，南皮县人民医院有决心和信心逐步改变乡镇就医环境和乡医精神面貌，切切实实做到"小病不出乡，大病不出县"，为健康中国战略做出自己的贡献。

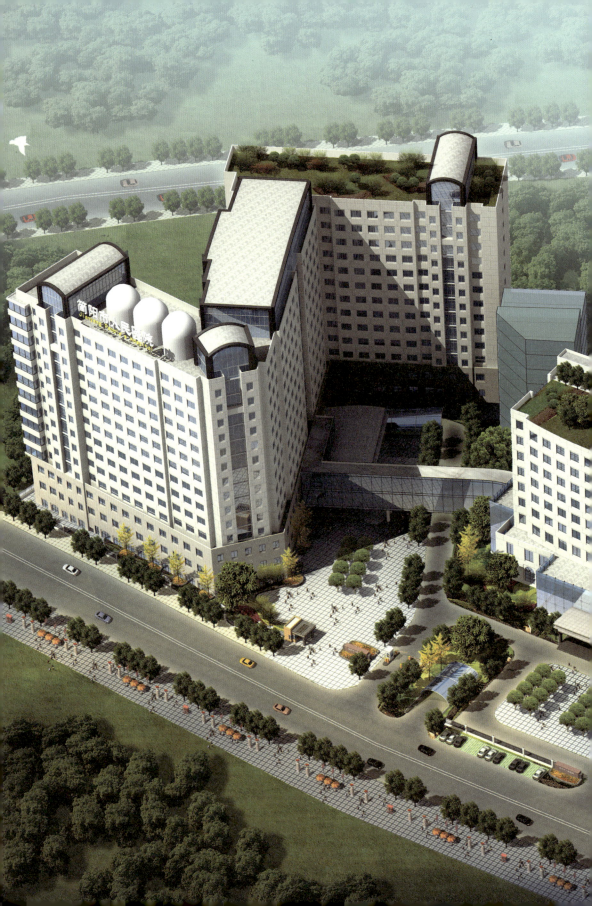

简阳市人民医院

打造区域医疗中心 用实力守护人民健康

文 / 任小兵 李太辉 郑莉丽

2018年9月20日，3000多位来自全国的医院院长见证了激动人心的时刻：在中国医院大会上，97位医院院长荣获2018年优秀医院院长称号。"能获得这样的称号，既是对我个人，更是对医院成绩的肯定。"简阳市人民医院院长刘益民由衷地感慨道。一个县级医院的院长能获得全国优秀医院院长的殊荣，源于他管理的业绩，更源于简阳市人民医院这些年围绕医疗高质量发展，着力深化改革，在打造区域医疗中心方面取得的突出成就。

2014年，刘益民正式担任简阳市人民医院院长，这一年，医药卫生体制改革正迈向深水区，也是这一年，四川省开始实施分级诊疗制度。"要当好县域卫生守门人！"刘益民和他的同事们坚定了目标。要满足群众的医疗要求，让群众在家门口就能得到优质医疗保障，最重要的就是大力提升医疗质量。

增强群众就医获得感，说到底就是能看得了病，看得好病。在打造区域医疗中心的目标下，该院人才工程、重点学科建设、医联体建设、服务功能完善措施等一系列举措相继出台。目标明确，砥砺前行，这个四川省唯一的县级三甲医院再创辉煌，医院病人上转率始终控制在1%以内，牢牢兜住了"大病不出县"的底。

西部县域医院"大病不出县"的标杆由他们擎起，区域医疗中心的愿景任他们描绘。这，就是四川省唯一的县级三甲医院简阳市人民医院，在分级诊疗的改革中，他们的成就，印在了患者心中；他们的努力，看在了百姓眼中。

做强学科 疑难重症就地治

2017年9月11日，家住简阳市望水乡的4岁先心病患儿胡程被推进了简阳市人民医院手术室，在一台便携式彩超的引导下，主刀的主任医师刘健将一根导丝从小胡程的下肢静脉顺利通过房间隔缺损进入左心房，沿着这根"轨道"，一把"伞"被送到房间隔缺损处，释放后房间隔缺损就被牢牢地封堵住了，整个过程不足40分钟！

心脏外科手术是一项技术难度大、风险极高的手术，不仅要有心脏外科的手术医生，还需要医院整体医疗资源的支撑。能否开展心脏外科手术，每年成功开展心脏外科手术的数量，是衡量一个医院综合实力的具体体现。在简阳市人民医院，一个县级医院的心外科，近三年每年成功开展心脏外科手术都有上百例，这些患者用生命体现对医院的信任，是许多地级医院甚至部分省级医院都无法企及的高度。

随着群众对医疗服务的期盼和要求越来越高，托起简阳市"大病不出县"之底是简阳市人民医院的责任和使命，而担起这个责任的关键就在于学科技术和综合实力。通过对近几年就诊患者的数据分析，简阳市人民医院有针对性地重点做强相关科室。为此，医院学科建设制定了"123工程"，即打造一批重点专科，深化介入、内镜腔镜两项技术临床应用，着力提升急诊急救能力、急危重症救治能力、医技支撑能力。医院在健全一二级学科的前提下，优先发展心外科、肾内科、消化内科、肿瘤科等重点专科，创新发展产科、儿科、内分泌科、皮肤科等特色专科，并实施了学科亚专业分科和专业组分组。医院建成及在建省级重点专科4个，成都市重点专科7个。在未来5年里，还将建成1至2个国家级重点学科，2至3个省内一流学科。

对内建学科，对外求合作。医院积极依托大专院校和部、省级医院，采取"医院建平台、科室结对子、专家交朋友"的团队协作模式，不断开展学科对接、人才培养、专家坐诊、互联网医疗等措施，着力提升医院重点专科水平。医院已经与北京大学人民医院、四川大学华西医院、四川省人民医院、成都医学院等建立了多种合作模式，通过多层次合作促进了相关学科的发展。

近年来，医院肿瘤科成为四川省癌痛规范化治疗示范病房，消化内科成为全国肝胆病防治技术示范基地，泌尿外科和骨科与华西医院建立了紧密型专科联盟，风湿免疫科成为华西医院风湿病专科区域协作科室，血液科成为华西医院血液联盟网络科室。这些学科通过加入专科联盟，既提升了专科能力与水平，又解决了当地群众疑难重症的就诊难题。

"双百计划" 筑起人才"蓄水池"

人才引进和培养是医院持续发展的根本，作为一家县级医院，人才建设"先天不足"，医院为了培养人才想了很多办法。

肝胆外科主任张伟，是医院引进的第一位硕士生导师，这对于一个县级医院来说好像有些大材小用，但事实并非如此。张伟的到来为医院的人才引进带来了吸附效应，通过他的加入，医院组建起了新的肝胆外科，并成功开展了经脐单孔腹腔镜中切除术等十多项国内领先的新技术，同时吸引了多位相关专业的硕士生加入。

"引进来，走出去。"自2014年起，医院实施了人才"双百计划"和"两个一

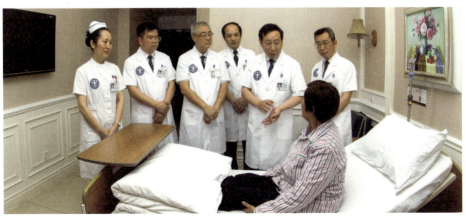

简阳市人民医院院长刘益民（右二）在查房

批"战略，即三年内引进100名高层次、高学历人才，派出100名技术骨干外出进修深造；院内选聘一批学科带头人，柔性引进一批学术领军人。近3年共引进硕士及以上学历人才70多名，派出180多名中青年骨干赴北京、上海、广州、西安等地医学院校进修和短期国外研修学习。聘请省内外知名专家指导学科建设，促进了产科、超声科、中心实验室、血液科等学科发展。选派49名管理人员参加MBA培训，选派38名科室管理人员赴北京大学人民医院学习，同时医院还选派70余名在职人员攻读硕士、博士研究生。

医院引进高端人才、实用性人才后，还分门别类加以培养。考虑到年轻医生操作机会少，医院又投资500多万元建立起了实践技能培训中心和动物实验室。其中实践技能培训中心用于让医护人员练习基础操作、腔镜、外科手术等训练项目。

钟庆是医院麻醉科的一名年轻医生，2017年医院派他前往意大利进行了为期半年的进修学习，他回到医院后开设起了疼痛专科门诊，填补了医院疼痛专科的空白。实施人才培养"双百计划"效果已初步显现。2017年医院科研申报获上级部门批准课题19项，全院专业技术人员在国内各类期刊上发表学术论文147篇，其中核心期刊38篇、SCI论文6篇。

帮扶基层 群众看病不跑远路

简阳市武庙乡烂田村村民王大爷在干农活时突然晕倒在地，家人赶紧把他送到村卫生室，村医马上打开远程视频系统与简阳市人民医院专家进行连线。医院神经内科副主任医师陈艳通过视频观察和询问症状后，判断王大爷只是中暑，指导村医用物理方法为老人缓解中暑症状，让家属及时送到乡卫生院进行后续治疗。该村距离简阳城区有60公里左右，如果把老人送到城区就诊花费较大，并且来回得花两天时间，会耽误家中农活，而简阳市人民医院为村卫生室安装的远程就诊系统，解决了村民看病麻烦的问题，真正做到小病不出村、不出乡。

要真正落实分级诊疗，达到国家提出的"大病不出县"的要求，就必须把基层医院做强做实。简阳市人民医院以医联体建设为抓手，进行管理下沉、人员下沉、技术下沉，将三甲医院的优质医疗资源下沉到了34个乡镇基层医疗机构。

2016年年底，简阳市人民医院副院长陈忠军、神经内科主任程明礼、普通综合病房主任刘江、骨二科主任唐毅、心血管内科副主任医师蒋景奎分别接受了来自简阳市龙泉湖中心卫生院、太平桥卫生院、青龙卫生院等几家帮扶的乡镇卫生院医生拜师。学生们向老师敬茶，充分表达了学生对老师的敬意和答谢，老师们则向学生赠送了听诊器和实用内外科书籍。

专家坐诊、业务查房、教学培训、创新师带徒、开展适宜技术、运用远程会诊平台……不少帮扶基层的医院都是这样做的。但是，简阳市人民医院的过人之处就在于他们措施的具体：让医联体成员单位免费进修跟学，提升自身能力；通过带教查房开展多种形式的课程培训，提升基层医务人员对常见病的诊治能力；专家团队下沉，固定在基层医院开展坐诊、查房、带教、培训、手术等，特别是实现科对科帮扶、人对人指导、床对床转诊，整体提升了基层医院医疗服务能力。简阳市人民医院重视运用信息化手段补基层医疗技术能力不足的短板，通过建立远程教学、远程会诊、远程影像等系统，基本实现基层检查，三甲医院诊断。远程系统已覆盖36家乡镇医疗机构和村卫生室，开展远程影像诊断4万余例，远程心电诊断近千例。

帮扶帮扶，不仅在帮，还在于通过扶持做强基层。简阳市人民医院为此派出医疗、护理、院感、药剂、行政等部门成员组成的管理团队，开展管理对口帮扶工作。在他们的帮扶下，3家中心卫生院通过等级评审，其中1家中心卫生院通过二甲评审，成为四川省首家乡镇二甲医院。他们还根据基层特点，重点加强基层医疗机构全科医生的培养，以高血压、糖尿病等慢性病为重点，探索慢病同质化管理，提升了基层医疗机构处理常见病、多发病和一般大病的能力。

自2016年8月实施医联体工作以来，更多的患者选择在家门口就医，成员单位的基层医疗机构门诊人次上升5.98%，住院人次上升4.82%。

改善服务 提升患者就医获得感

在医疗服务上，医院力推从有创治疗为主向微创、无创和内镜技术治疗为主转变。简阳市禾丰镇的55岁患者鄢某，在常规体检中查出肝脏部位有病变，在家人的陪同下入住简阳市人民医院肿瘤科。入院进行相关检查后，考虑为肝肿瘤或肝血管瘤。普外科张伟博士对患者病情进行会诊后，凭多年临床经验推断，这是一个良性的典型的肝脏血管肿瘤，如保守治疗，肝外血管肿瘤一旦破裂出血，很难挽救。

张伟主刀为鄢某施行了经脐单孔腹腔镜中肝肿瘤切除术。历时一个半小时顺利切除肿瘤，术中出血不到50毫升，术后8小时鄢某即可下床活动。如果按传统的手术方案，医生会在患者腹部切开一个长25至30厘米的手术切口进行操作，不仅出血量大还需要术中输血，通常半个月才能出院，而且治疗费用高。据了解，单孔腹腔镜肝脏手术是目前国际先进的微创手术，对手术操作者的技术要求非常高，目前国内能开展此手术的医院也为数不多。

细化亚专业分科，是为了更专更精，但分科细却不方便病人就医，为此，医院便向多学科协同整合发展转变。简阳市贾家镇一名村民在简阳市人民医院门诊特病一站式服务窗口，不到10分钟就搞定了治疗方案。在这个窗口，医院集中了特病涉及最多的心内科、肾内科、内分泌科医生，为患者集中诊治。

为方便患者，医院不断完善预约诊疗，实现了微信、网站、电话、诊间等多种方式预约，预约诊疗比例近50%。通过信息化，医院实现了自助挂号、自助缴费、自助查询和自助打印检验检查报告等，缩短了患者就诊时间。医护人员实行连续工作制，并开设夜间门诊、节假日门诊、便民门诊等，方便群众就医。医院还开设了门诊特病、建档立卡贫困患者就诊一站式服务窗口，集中了特病患者涉及最多的心内科、肾内科、内分泌科等科室的门诊医生，实现一站式快捷办理。

医院还通过"医护一体化"模式开展优质护理延伸服务，开设了糖尿病、造口、深静脉置管等专科护理门诊。肾内科常年开展居家随访及护理，行程数万公里，将10多万袋腹透液送到腹透病人家中。内分泌科开设糖尿病护理专科门诊，为5000多名患者建立档案并提供定期通知服务等。同时医院还坚持对出院病人电话回访，为他们提供用药指导、健康教育等服务。医院引进专业陪护公司帮助无人照顾的住院患者，为行动不便的患者提供了专人免费接送检查服务，已连续12年为上万名住过院的患者送上生日鲜花和蛋糕。一系列举措，提升了患者就医获得感，患者满意度不断上升，近几年门诊患者每年都以10%以上的比例增长。

如今，简阳人又感受到简阳市人民医院在转变，这便是从以重视疾病诊疗为主向全生命周期健康服务为主转变。在诊疗时，加入健康宣教，注重提高群众健康素养……他们用实力、用爱心实现了"要当好县域卫生守门人"的承诺。

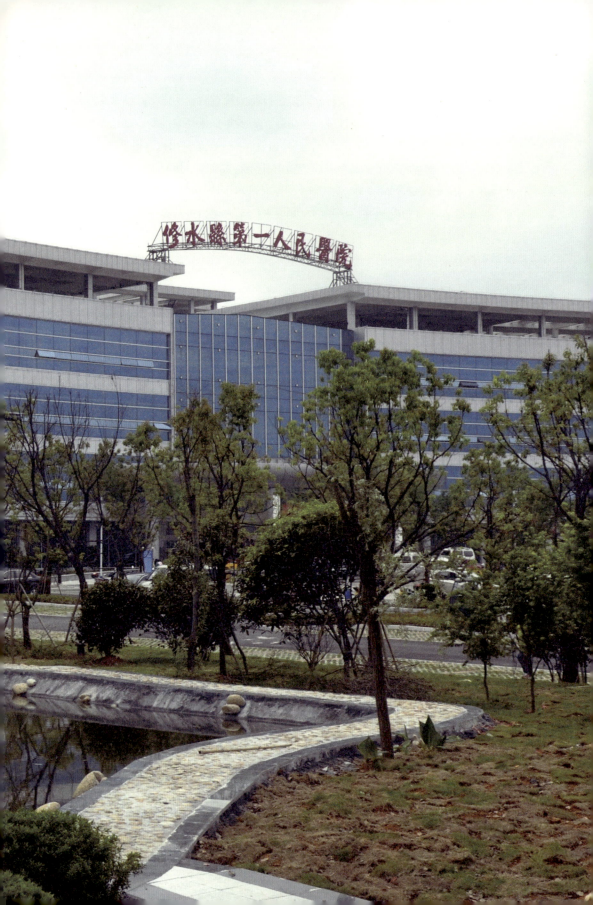

修水县第一人民医院

砥砺前行 续写辉煌

文 / 戴丹

百里青山百里画，一江碧水一江春。因修河而得名的修水县，是江西省面积最大、九江市人口最多的一个县。蜿蜒灵动的修河水，不仅养育了87万勤劳淳朴的修水儿女，也承载着这片红色热土上的生命方舟——修水县第一人民医院抓住机会，借势而上，成为修水人民健康的守护神。

风雨兼程 跨越发展

从卫星地图上看，修水县位于三省（赣、湘、鄂）九县的交界处、三个省会城市（南昌、长沙、武汉）的中心点，其地理位置如此优越，却是一个典型的山区贫困县。其县域内群山环绕，在修水当地素有"八山半水一分田，半分道路和庄园"的说法。

由于重重大山阻隔，老百姓外出看病就医不方便，尤其是在过去修水县还没有通高速公路的时候，一些常见病乃至绝大部分急危重症只能在县域内解决。正是在如此地理人文环境之中，修水县第一人民医院担负起了作为全县居民医疗健康保障的历史重任。

2009年，修水县第一人民医院抢抓城市发展南移契机，在修水县良塘新区开工建设南院，第一期工程于2012年1月投入使用。如今，南院第二期占地3万平方米的急救康复大楼，又将破土动工。在建设南院的同时，医院对老院北院进行了升级改造，建设了一幢12层综合住院大楼，如今的北院旧貌换新颜，生机勃勃，与南院隔江而立。

2015年12月，医院又牢固抓住医联体建设东风，整合位于修水县渣津镇的原县第二人民医院，设置为西院，并投入近亿元资金，改扩建了集门诊住院于一体的新大楼，为西片区近40万群众的健康服务。由此，医院形成了"一院三部"的分布格局。

先进医疗设备是提高医疗水平的重要条件，修水县第一人民医院已拥有西门子全自动检验流水线、64排128层螺旋CT、1.5T西门子核磁共振、大型数字减影血管造影机等一大批高端设备。高精尖医疗设备的投入使用，有效提高了医院诊疗技术水平。

目前，修水县第一人民医院为三级医院设置，总占地面积近300亩，分设南院、北院、西院三个院区，区域服务人口87万；现有在岗职工1100人，其中高级职称72人，中级技术职称306人，医学硕士研究生30人；开放床位1100张；现有临床科室31个，医技科室16个；2018年门诊量51万人次，年住院病人56203人次，年住院手术11597例。

修水县政协副主席、县第一人民医院院长郑健林说："要实现真正的'大病不出县'，医院各种软硬件设施、医疗服务能力就必须跟上。"

厚德勤业 精医求是

人才兴则医院兴，人才强则医院强。修水县第一人民医院采取了"派出去，请进来"等多种形式，苦练内功，培训医学人才。

近年来，医院选送一大批医技人员分赴省内外名院进修深造，有效提高了各专科的诊治水平，塑造了一批又一批医护的丹心妙手，涌现了一批又一批德才兼备的学科带头人。医院普外科涂黄主任、眼耳鼻喉科护士长朱梅花、ICU护士温婷婷，这三位还成为中央电视台新闻频道的正能量先进榜样，得到全国广大观众的赞扬。

医院快速发展的背后支撑，是医技精益求精的"工匠精神"。郑健林介绍，在修水县第一人民医院，食道癌、肺癌、胃肠癌、肝癌、肾癌、宫颈癌等均能在全腔镜下开展根治术，微创手术已成为大外系列手术主流，在全省县级医院乃至全国县级医院处于领先地位。特别是两次全腹腔镜下胃癌根治术，在全省胃肠外科论坛、国家继续教育项目会上做全程手术演示和网络直播，得到国内同道的一致称赞。

内科系列则以介入诊疗技术为引领，打造胸痛、卒中、创伤三大中心，为抢救胸痛、卒中、复合伤的患者争取了抢救的"黄金时间"。目前，介入室已完成了冠脉造影、冠脉支架植入、临时和永久起搏器植入等共计近2000例，全面提升了内科疑难及危急重症的救治能力。

医院每年在全国各类核心期刊发表论文数十篇，并有9项研究成果成功申请了国家发明专利。医院还成功主办了国家级"健康中国行"医院管理学术沙龙、

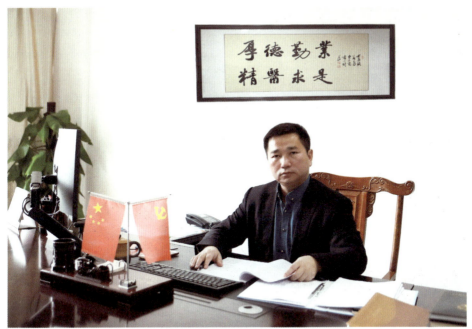

修水县政协副主席、县第一人民医院院长郑健林

省级全省糖尿病筛查和建档试点工作业务培训会、全省胃肠外科论坛等国家和省级学术活动，为实现"大病不出县"这一目标做出了努力。

在巩固内外妇儿等传统科室建设的基础上，修水县第一人民医院还不断强化特色专科建设，积极学习探索全新的医疗技术。目前，医院开设了肿瘤、介入、微创、神经、ICU、疼痛康复、肾内、消化、内分泌等一系列技术水平领先的特色专科，其中普外科、心血管内科为省县共建重点专科。

此外，医院先后与北京多家医院，江西省人民医院，江西省南大一附院、二附院以及湖南省湘雅医院等三甲医院达成了远程会诊协议，并定期邀请省级专家会诊、查房、手术、教学，通过医联体和专科联盟模式，实现了技术设备、人力资源、双向转诊等充分有效的融合，提升了医院综合医疗服务能力。

信息引领 情系民生

修水县第一人民医院还抓住全国电子病历试点医院的契机，以信息化建设为抓手，构建医疗信息新生态。

目前，医院在院内建成了以电子病历为核心的临床信息系统，实现了门诊、住院、体检、医技等数据在临床的高度共享，极大提升了临床效能；建成了

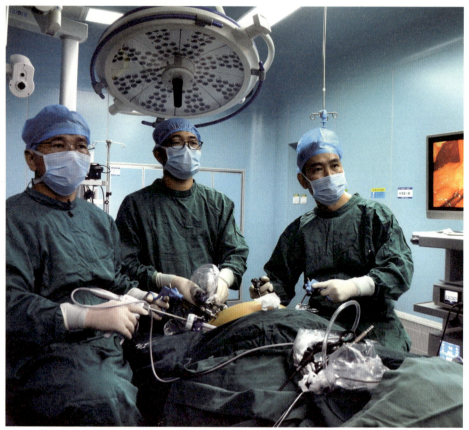

医院开展的全腹腔镜下胃癌根治术，在全省胃肠外科论坛、国家继续教育项目会上做全程手术演示和网络直播，得到国内同道的一致称赞

以便民惠民为核心的医疗服务系统，为患者提供全方位、全周期、全民共享的健康服务，真正做到了让信息多跑路，病人少跑腿；建成了以质量安全为核心的医疗管理系统，对医疗质量进行全方位、全过程动态监测、实时监管、及时控制以及量化评价；建成了以绩效管理为核心的运营管理系统，建立了医院人、财、物的运营管理体系，实现了运营管理的集约、高效，减少内耗成本。

在县域内，修水县第一人民医院还打通了县域卫生专网，建设了一个服务于县域医共体的分级诊疗信息化平台，实现了双向转诊、远程会诊、远程教育、预约诊疗、慢病管理、院前急救六大区域协同；临检、影像、心电三大区域中心，实现了区域信息高度共享。

医院还设立了一站式综合服务平台，把原来分散设置的医保、医务、财务等行政审批手续集中到一站式服务平台窗口，真正做到"一次告知、一次受理、

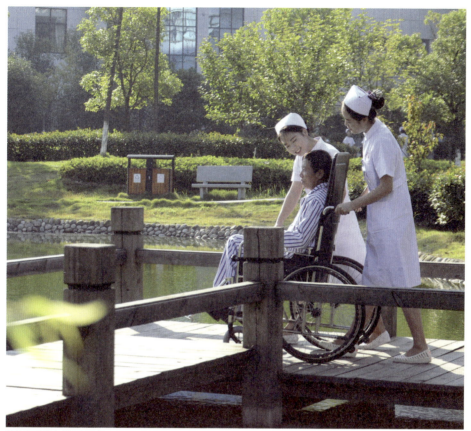

舒适温馨的花园环境

一次办结"，让患者"只跑一次腿"，得到群众的高度称赞。

医院还利用病房数字化平台，实时动态查巡。通过简化服务流程、控制医药费用、降低药品价格，医院药占比下降至24%。

医院还开设了扶贫病房，开通绿色通道，贫困户患者实行先住院、后缴费，助力精准扶贫。

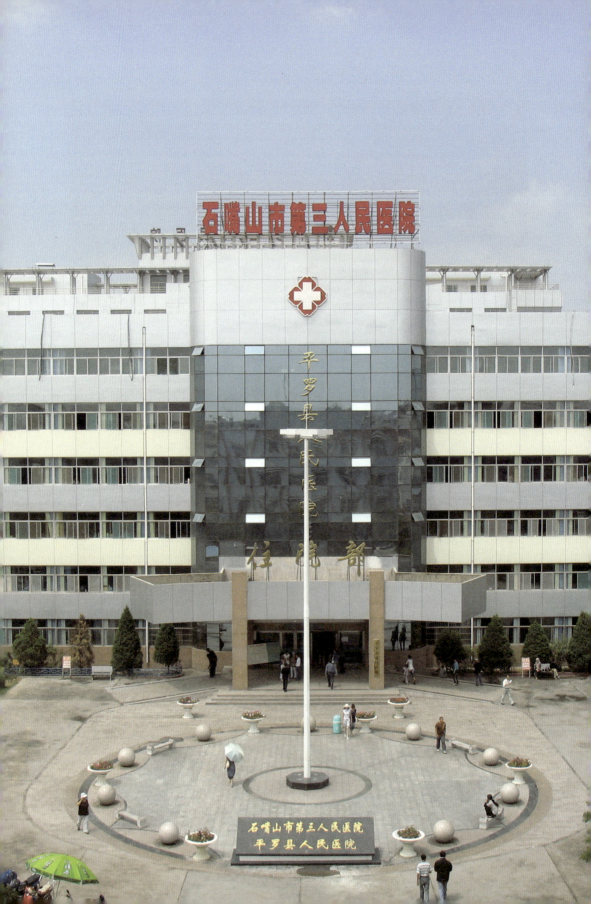

平罗县人民医院

承诺与践行

文 / 王翔

平罗县地处宁夏平原北部，东衔黄河水，西依贺兰山，是西北的鱼米之乡，素有"塞上小江南"的美誉。作为县域内最大的二级甲等综合医院，平罗县人民医院完成了中国基层胸痛中心建设，这也是2017年宁夏回族自治区唯一一家通过认证的基层胸痛中心。

"先人一步"的改革

医院今天取得的成绩，与20年前的那场改革密不可分。

20世纪90年代，县医院的发展是落后的。平罗县人民医院院长王久林回忆，1995年他刚参加工作时，医院连彩超都没有，硬件方面甚至比不上很多东南沿海的乡镇卫生院。另外，因为"大锅饭"的缘故，医务人员工作积极性普遍不高。更令人担忧的是，当时县医院医生进修集中在自治区的几家三甲医院，故步自封造成业务发展水平停滞不前。

1998年3月，现任宁夏回族自治区卫健委党组书记、副主任，自治区人民医院院长的田丰年，上任成为平罗县人民医院院长。针对当时县医院亟待解决的问题，他提出三项改革发展战略。

首先，医疗服务水平的提升需要现代化的医疗设备做支撑，为了医院的长远发展，全院职工"勒紧裤腰带"，购置了一批设备。此后，医院通过人事制度改革，打破了原有的"大锅饭"格局，形成了良性竞争，营造了学习气氛。

最关键的是，田丰年提出，要把"人"变成"人才"，必须坚定地"走出去"。就在那时，平罗县人民医院与华西医院结缘。

1999年，王久林作为第二批优秀代表到华西医院进修，两家医院的联系至今已经保持了20年。现在平罗县人民医院除了每年派出进修医生外，还加入了华西医院的远程会诊系统，每当遇到疑难重症时，都可向华西医院发出远程会诊申请。通过实时视音频交互，及时获取华西医院专家指导建议；如遇到当地解决不了的问题，可直接通过华西远程优先转入华西医院治疗。

2015年，在一年一度的两院"科技周"活动中，华西医院院长李为民来到平罗。让他颇感意外的是，经过多年的积累，这家西部地区的县医院已有200多名医护人员与华西医院医生建立了师生关系。李为民对县医院医务工作者的职业精神和工作态度大为赞赏，他表示一定要把这份情谊延续下去。

事实证明，当年一系列"先人一步"的改革是具有前瞻性的，为医院后来的发展打下了坚实的基础。

全院动员的"一号工程"

2006年，王久林担任平罗县人民医院副院长。他说："1998年到2008年，改革后的第一个10年是平罗县人民医院高歌猛进的10年，这一阶段确立了医院在自治区县级医院中的领先地位。"之后，王久林分别在县中医院和县妇幼保健院的"一把手"岗位上接受历练。

2015年，王久林回到平罗县人民医院担任院长职务，履职之初他便发现，医院的内部和外部环境都已经悄然发生了变化，压力开始出现。

首先是医保基金不足。经过第一个10年的跨越式发展，医院前进的脚步放缓，囿于过去的成绩，加上此前没有医保的压力，自身改革的动力不足。随着医保控费开始实行，2015年平罗县医保基金出现穿底现象，原来因为医保充足而被掩盖的问题显现了出来。

随着国家新医改的深入，地市级医院发展压力也在增大，开始出现"围猎"县医院的现象，县域内患者流失现象严重。另外，王久林经过调研发现县医院当时的服务能力已经不能满足患者日益增长的医疗服务要求。

2017年平罗县人民医院每年门诊量在36万人次左右，据统计有25%是慢性病患者。王久林认为，县医院要想做大做强，就要把常见病、多发病、慢性病留在乡镇和村一级医疗机构，同时对于三级医院的分流病人还要"接得住"。

中心思想是通过学科建设提升服务能力，工作抓手就是胸痛中心、卒中中心、创伤中心、危重孕产妇救治中心、危重新生儿救治中心这五大中心建设。

对于医保基金使用，王久林算了这样一笔账："平罗有30万人口，2017年县医保基金1.8亿元有5000万元花在上级医院，其中心脏介入治疗有1200万元左右。如果建立胸痛中心，仅介入手术一项就可以节省医保基金400万元。"因此，建立胸痛中心成为平罗县人民医院的"一号工程"。

担纲胸痛中心建设工作的是平罗县人民医院副院长杨生堂。杨生堂曾经有过8

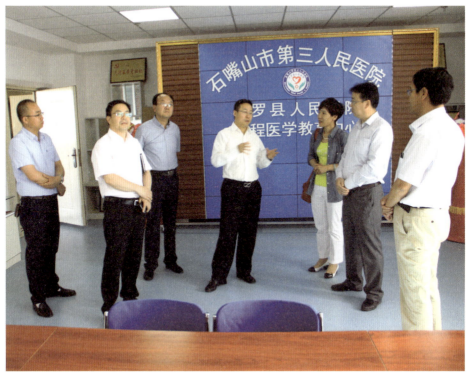

四川大学华西医院院长李为民来院访问

年急诊科主任的工作经历，对于急症患者的"急"有着切身体会。"在急诊工作，很多时候要求我必须当机立断做出决定，这个救治方案通常会直接影响到患者的预后。"然而当时对于急性心肌梗死患者，并没有建立规范化的救治流程。

平罗当地人喜欢饮酒，又多食肉类，因此心血管疾病发病率较高。据医院心内科主任孙学枝回忆："在建立胸痛中心之前，急性ST段抬高型心肌梗死（STEMI）患者是最棘手的病例，因为没有'时间窗'概念，在转运过程中，急诊科医生和心内科医生总是捏着一把汗。"

平罗县人民医院心内科基础较好，这也是医院将胸痛中心建设放在首位建立的原因之一。另外，介入、溶栓手段可以使患者死亡率显著降低，治疗效果明显。

平罗县人民医院胸痛中心建设工作从2016年10月启动到2017年10月完成，短短的一年时间，一次性通过评审，靠的是领导支持、全院动员和坚实的组织保障。医院专门建立了胸痛中心委员会，王久林任主任委员，杨生堂任行政总监，孙学枝任医疗总监，心内科医生梁建成担任协调员。院内急诊科、心内科、CCU、ICU、神经内科、呼吸内科、中医科、消化内科、普外科、门诊部、影像科、检验科、超声

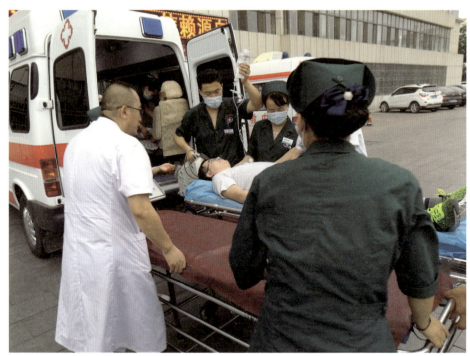

胸痛中心开展联合演练

心动室、挂号处、收费处等部门通力协作。

为了让胸痛中心建设的相关知识深入人心，杨生堂编订了《胸痛中心应知应会手册》，全院人手一册。为了让大家对手册的内容烂熟于心，医院先后组织了包括领导班子和乡镇卫生院人员在内的7个批次，17场培训会。由孙学枝主任在台上讲课，杨生堂院长在后排监督，参会人员可以请假，但下次培训必须补课，真正做到了"一个都不能少"。

就是这样，平罗县人民医院在胸痛中心建设认证的暗访环节，做到了满分通过。在一次检查中，专家组随机向一位院内的保洁人员提问，没想到对方对答如流，评审专家不禁竖起了大拇指。

平罗县人民医院已经成功救治了2000多名胸痛患者。让孙学枝感受最深的是："胸痛中心的建立，受益最大的是患者。在启动胸痛中心筹备工作之初，医院导管室就已经纳入规划，目前每个月介入手术量在40例左右。"随着"时间窗"的概念深入人心，急性心肌梗死患者死亡率由过去的8%—10%下降到1%—2%，救治效率和质量显著提高，患者预后明显改善，极大地减少了医疗风险。医生根据规范的诊治流程，识别了原来容易漏诊、误诊的病人。

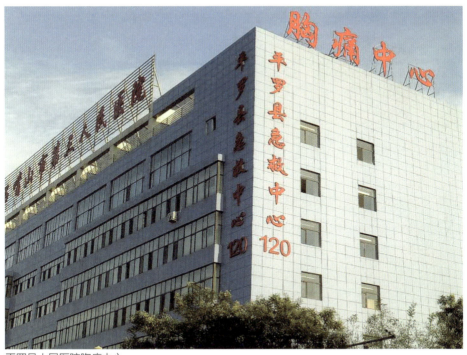

平罗县人民医院胸痛中心

"大病不出县"的承诺

平罗县人民医院现有包括心内科、骨科、泌尿外科在内的多个自治区和市级重点专科，外转病人已经由过去的18%下降到现在的9%。随着胸痛中心的建设完成，卒中中心和创伤中心的建设工作也在紧锣密鼓地进行中。医院目前通过调结构，降低药物占比、耗材占比，提高服务占比，平均住院费用由5200元下降到4800元，2017年，平罗县出院病人25000人次，相当于为患者节省1000万元。

王久林认为："分级诊疗是医改的'牛鼻子'，最关键的是县医院要强化自身的能力建设，创建胸痛中心就是提升能力，这项工作通过整合资源、建立机制、搭建平台，实现质变，同时不会增加过多的硬件投入。'大病不出县'是政府对百姓的庄严承诺，也是我们医务人员职责所在。平罗县人民医院是整个自治区唯一一家业务收入超过2亿元的县医院，我们的目标是在不增加政府医保负担的情况下，让医院良性运转，让百姓接受优质高效的医疗服务。"

立足当下，放眼未来，平罗县医院在信息资源整合、乡镇卫生院网络平台搭建和患者科普教育方面将持续发力。

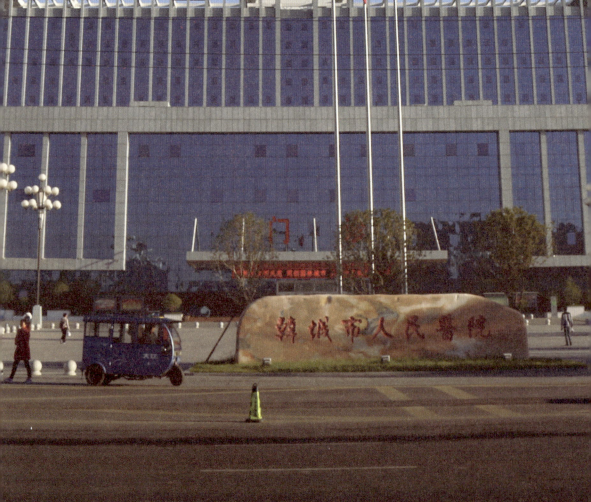

韩城市人民医院

托举百姓健康梦 夯实全面小康基石

文 / 梁春萍 程占发

投资6.8亿元建设一流的现代化医院，以整体托管的形式将全市公立医院交由西安交大一附院管理，先行托管的韩城市人民医院谨记使命，应需而变，紧抓韩城"省内计划单列"、建设黄河沿岸区域中心城市战略机遇，积极引入"三甲"医院先进文化理念，持续改善医院管理、持续改进医疗质量，致力为人民群众提供优质医疗服务，医患关系日益改善，门诊、住院、手术等服务占到当地总量的65%以上，区域医疗中心优势日益凸显，享誉一方，跻身全省品质医院前列。

紧抓质量"牛鼻子"

患者衡量医疗服务优越的核心是质量，是会看病，看得好病。

2017年，韩城医保患者域外就医报销费用占到总费用的60%，尽管该院的年度定额任务超额完成，但作为一域医疗中心，医院两委一班人深感责任重大。他们以办人民放心满意医院为目标，从患者就医需求出发，聚焦技术创新、质量提升、医疗安全，积极组织实施"进一步改善医疗服务行动计划"，改组了医疗质量改进管理委员会，并下设几个项目小组，明确院长、书记为质量安全第一责任人，由分管医疗的副院长牵头负总责，院长助理医务部长具体抓，其他院领导分工负责包年项目。

医院还重新修订了中长期发展规划，制定了年度进一步改善医疗行动计划实施方案，以落实18项核心制度为着力点，建立健全医院、职能部门、科室三级医疗质量管理体系。院医疗质量改进管理委员会每季度进行一次质量评价，医务、质管、控感等职能科室，每周两次开展医疗查房督导，科室质控小组每周一次进行质量自评。

此外，该院还采取了以下措施：应用PDCA等先进管理工具，强化环节质量监管，并评价超长住院病历；重点抓好感染控制管理，如举办院内感染知识培训，提高医务人员手卫生知识知晓率和依从性等，将院感率控制到0.03%；定期召开医疗纠纷分析会，严格执行危急值报告制度和不良事件上报制度，对运行病历、科室日常质控及医疗质量与安全监管等工作进行专项检查，及时追踪督查质控状态及整改进程，分析评价医疗护理质量，质控组织及运行机制得到进一步完善，医疗质量在持续改进中得到有效提高。

聚焦细节 优化服务

细节关乎质量，态度决定成败。2016年医院整体搬迁至新址，设施环境在省同级医院属一流。院两委一班人把改善患者就医感受作为聚人气、塑形象、赢口碑的抓手，设置导医窗口，提高窗口服务效率；加强周边环境治理和医院整体绿化工作，实现了门诊、病区、卫生间无臭味，室内过道墙壁无污渍，院落死角无垃圾，使就医环境得到明显改善。

在门诊大厅、各楼层就诊区域等醒目位置设置建筑平面图、科室分布图，方便患者就诊。在门诊各楼层、住院各病区放置候诊椅、轮椅；在检查、检验、手术、注射等人流密集区域为患者提供饮水，放置应急电话、座椅、纸笔等便民设施，组织党员志愿者为老年、儿童、残疾等特殊就医者提供人性化服务。

规范病区管理，严格探视、陪护制度，为住院患者创造安静、整洁、安全的住院环境。落实出院患者随访制度，一周内随访率达到54%。急诊科建设标准化、规范化，分类处置急诊患者，畅通急诊绿色通道，先救治，后缴费。到2018年11月，已对百余位需要紧急救治，但无法查明身份或身份明确无力缴费的"三无"患者及时施救，垫付医疗及护理费用72.7万多元，赢得了百姓的口碑。

密织安全保障网

在患者心目中，安全感与信赖度成正比。韩城市人民医院视医疗安全重若泰山，不遗余力落实患者安全保障措施。医院不断完善安全监管机制，落实"一岗双责"，追究过失责任；实施缺陷管理，重抓环节质量；实行术前手术部位标记，严格术前核查程序，确保手术安全。

完善手卫生设施，加强手卫生依从性教育，减少了医疗相关感染风险。医院2018年度承担主要责任以上的一级医疗事故数为0，输血安全事故为0，医院感染爆发事件为0；完善防滑、防跌倒设施，降低了患者及医务人员跌倒风险。该院还明确各项医疗服务，必须讲求爱心、耐心，体现细心、责任心。此外，对手术、有创诊疗操作、重症患者等提供有效的心理疏导，舒缓患者紧张、恐惧、不安的情绪。

建立医患沟通责任人制度，住院患者明确由责任医师、责任护士负责沟通，

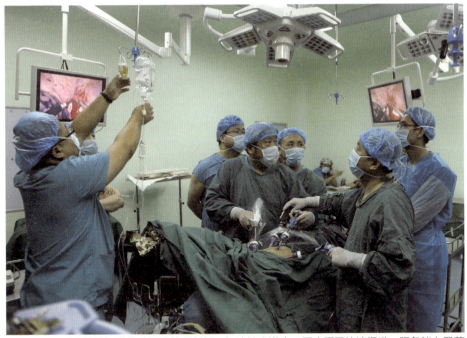

西安交大一附院整体托管带动医院管理创新，加速技术进步，医疗质量快速提升，服务能力显著增强，区域医疗中心影响力凸显。

手术患者术前、术后由主刀医师亲自沟通。强化医疗安全风险评估，重视脆弱性分析、病历点评和处方点评工作在临床实践中的指导作用，加强内保建设，后勤服务社会化，聘用安保人员36名，配备了对讲机，监视系统无死角，重要区域全覆盖，安全管理无盲区。

培养发展新动能

专业技术人才是医院持续健康发展的不竭动力。整体托管后医院秉持"质量立院、人才强院"理念，用足用活人才政策，依托西安交大一附院优质资源，加大人才引进、培养力度，联系安排42名中青年业务骨干到交大一附院等上级医院进修学习；组织28位行政管理人员到全国各大名院参观学习先进管理经验，积极培养业务骨干及学科带头人等本土人才；引进博士生1人、研究生4人，公开招聘特需执业医师36人、护士95人、其他专业技术人才17人；安排交大一附院20多位常驻专家指导查房，组织疑难病症讨论，主持危重症患者抢救，开展手术示教，举办学术讲座63期，为所在科室每周举办学术讲座2—3期，为新技术、新项目的开展提供智力支持和人才保障。

深改焕发新气象

2017年8月6日，韩城市人民政府与西安交大一附院签署成立"韩城市医疗联合体医疗管理中心"的协议，联合组建西安交大一附院韩城医联体，创建国内首个"三甲"医院托管城市整体医疗机构"1+N"新模式，转变观念和运行方式，构建现代医院管理体系；致力补齐人才、学科、技术短板和差距，初步盘活整盘棋，使整体托管成效凸显。医院积极配合支持西安交大一附院管理团队及常驻专家的工作，使打造黄河金三角区域医疗中心的战略构想入轨上路，局面为之一新。

过去韩城人民医院仅有一名精神科执业医师，远不能满足广大患者需求。为了弥补这一短板，交大一附院派驻了精神科专家，使韩城精卫筛查和群众身心健康理念普及和疾病防治工作获得较大的发展。医院之前也未设置血液科，血液疾病在韩城无法得到救治。血液科专家的入驻，也填补了医院在血液疾病救治方面的空白。而耳鼻喉科、泌尿外科专家的到来，让多项新技术和高难度手术的开展成为可能。

全院上下与西安交大一附院管理团队及专家团队团结一心，开展新技术、新项目28项，其中心脏介入手术、神经内科介入手术等达到陕西省内先进水平，妇产科、泌尿外科、骨科和普外科等形成了学科技术特色，疑难危重病例救治能力迅速提升。心内科日介入手术达到22人次，多例为疑难危重病例复杂手术。交大一附院常驻专家马强在半年内主持开展心内科介入手术466例，成功实施心血管急诊手术26例。

西安交大一附院常驻专家陈阳静教授在本院检查出39岁的王某患有鼻窦炎合并息肉。为了给患者节约医疗费用，在韩城人民医院就实施了微创手术。患者不但在家门口就得到专家高水平服务，还比在西安少花费5000多元。

新城区30岁的化妆品店主王某右胸部遭锐器捅伤、左上肢砍伤、失血性休克。手术台上瞳孔几度散大，心脏停搏4次。在6个科室、23位医务人员、10个小时的持续抢救下，心脏停搏40分钟的他成功获救。在之前，这都是不可想象的事情。

2017年，医院新增心内科、骨科、感染性疾病科、普通外科为韩城市级重点专科，还成功举办了首届《黄河金三角区域泌尿外科高峰论坛暨韩城市人民医院泌尿外科学科建设大学》，并孵化培育了西安交大一附院韩城市人民医院大学生实习基地。此外，医院还牵头成立了韩城区域医疗协同救治联合体、启动了西安交大一附院远程会诊韩城分中心，并成立了西安交大一附院韩城全科医师培训基地、专科医联体——国家级胸痛中心协作医院、国家脑卒中筛查与防治基地协作医院、陕西省呼吸与临床研究中心协作医院，构建了以交大一附院医疗集团、远程诊疗中心、跨区域专科医联体、家庭医师签约为载体的四位一体分级诊疗模式。

浴火重生，羽化嬗变。改革使医院各方面都发生着明显变化，较好地满足了当地民众的医疗需求，当地老百姓的就医观念也随之悄然改变，医院的变化也吸引了合阳、黄龙、宜川等比邻县市及山西河津、万荣的百姓到韩城就医，医院的医疗质量受到广大患者的普遍赞誉。

得知家乡医院来了好医生，一些在外打工的农民患大病后也开始选择回家乡就医。在西安打工的芝阳镇柳村村民娄某，患甲状腺结节瘤，娄某将两地的医疗费用作了比较，在韩城市人民医院手术，能节省出一两个月的工资，遂电话预约国庆节回家乡接受治疗。山西省祁县67岁的患者赵芳儿及老伴程荣桃患脊髓型与椎动脉型颈椎病，两位老人曾先后辗转多地医院未治好，慕名到韩城市人民医院就医。中医科高庆等医生精心医治使两位老人不适症状全部消失，亲属特意绘制了一面"华佗再世，手到病除"的锦旗，专程来韩城鸣炮致谢。黄龙县白马滩90岁的白某，患白内障多年，双眼全盲，生活不能自理。当地医院因患者年龄大、合并多种疾病，建议到西安等地三甲医院治疗。而当家属听说西安交大一附院的专家就在韩城，就领着老人家来到韩城市人民医院。眼科很快为九旬老人顺利施行了白内障超声乳化联合人工晶体植入手术。重见光明的老人激动地说："这些年都不知天黑天明，不知孩子们长什么样……我觉得我已经死了多年，现在好像又活过来了，啥都看见了，心也亮堂了，谢谢医院这些活菩萨……"

医院还组织开展了"感恩家乡，健康韩城行"活动，由西安交大一附院常驻支医专家、市人民医院学科带头人、业务骨干组成的一支30多人的志愿服务队，携带钼靶检测、彩色B超、12导心电图机等先后深入35个村镇社区及单位提供医疗服务，志愿服务队行程3000多里，出动专家名医936人次，义诊咨询7609人次，健康宣教上万人次，举办心脑血管、高血压、糖尿病等多发病、常见疾病甄别与治疗技术讲座12期，培训镇村医生223人，举办婴幼儿秋季疾病预防家长培训班4期，健康生活知识讲座16期，受众2300余人次，指导康复治疗40余人。义诊宣教队所到之处，有的村张挂横幅，有的村贴上对联、挂起灯笼，百姓相互传讯、早起就排起长队，甚至自发地敲锣打鼓放鞭炮、送匾赠锦旗，感激之情难以言表。

这些得民心、和民意的事有效地改善了当地人民群众看病就医体验，使社会满意度较之前明显提高，医患关系明显改善，医院区域竞争发展实力优势得到了进一步增强。韩城市人民医院正在谱写着有温度、有回响的健康中国壮丽乐章。

2018年7月从西安交大一附院学科建设办公室主任岗位上离开，直接派驻韩城市人民医院担任院长的王健生教授自豪地说："我将带领全院把韩城市人民医院建设成'黄河金三角'区域的医疗中心。"

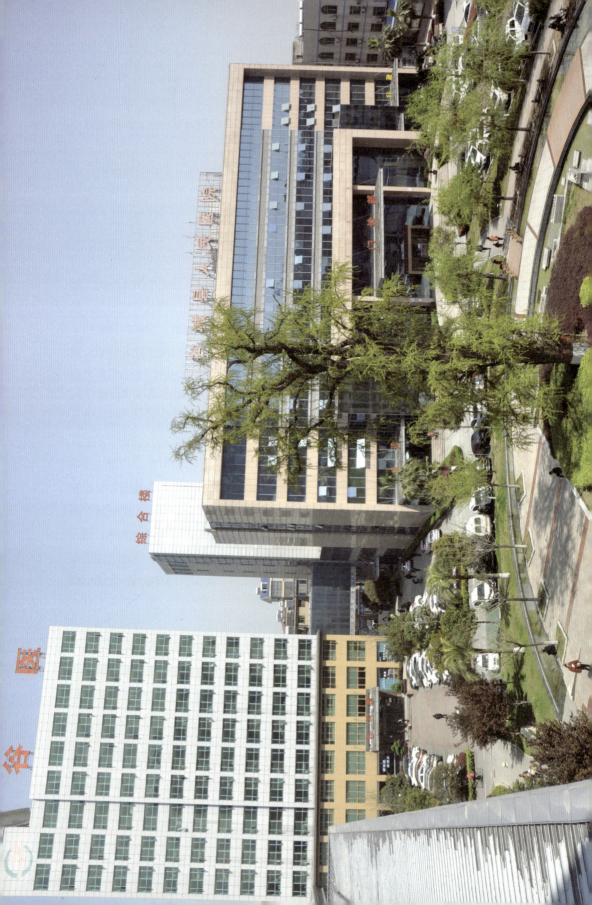

四张处方力促"大病不出县"

文／何继海

怎样让更多的患者看得起病、看得好病？一组数据折射出湖北省谷城县人民医院的成绩单：2016年出院患者4.26万人次，医保（含合医）转让诊551人，转诊率1.29%；2017年出院患者4.42万人次，医保（含合医）转让诊856人，转诊率1.94%；2018年出院患者4.57万人次，医保转让诊1110人，转诊率2.42%。也就是说，该院对上转诊率连续三年小于2.5%。

如此之低的转诊率不仅保障了县域基本医疗保险基金的使用安全，更是让数以万计的患者看得起病、看得好病。

锻造"金刚钻"与承揽"瓷器活儿"

家住谷城县庙滩镇汪家洲村的赵女士因左眼视物不清1年多前来就医。检查发现，她患有左眼黄斑前膜并裂孔、左眼老年性白内障、双眼翼状胬肉。原本赵女士的右眼黄斑变性合并右眼白内障术后的视力就很差，如果患者的左眼再出现问题，几近失明的她将来的生活可能难以自理。

眼科张德军医生认真检查后，决定尽早为她施行"左眼玻璃体切除+黄斑前膜剥离术+内界膜撕除术"，从而为以后的白内障超声乳化术创造条件。手术十分成功，出院时赵女士仅需自付2577元，医保报销了5858元。

"类似这种复杂的眼科玻璃体切除+黄斑前膜剥离术，以前要转省城大医院才能完成。不仅医疗费用会翻倍，自费部分也很高，加之往返路费、家属住宿等各项开销，贫困患者往往望而却步，从而错过受损视网膜最佳的修复机会。"该院眼科张德军介绍说。

71岁的肖奶奶因阵发性心慌就诊，冠状动脉造影确诊为"LAD中段狭窄95%"。心内科主任陈永洪当即为患者进行支架植入术。术后第三天，患者康复出院。心内科成功的介入技术，又引领了该院相关专科向微创介入全面发展。

多年来，湖北省谷城县人民医院围绕如何锻造"金刚钻"与承揽"瓷器活儿"出实招、办实事，赢得了患者信赖，提升了社会美誉度，也使服务提能增效。

加强医院管理的"四张处方"

"要做好'大病不出县'这篇大文章，近年来我们像管理医生手中的一支笔那样，坚持推行加强医院管理的'四张处方'，即人才引进与培养、学科全面建设、创新驱动、科学管理。"院长何永斌感慨，对症下药的"四张处方"，为全院能力建设夯实了坚实的基础。

确定选才、用才、容才、爱才的良性机制。人才从何而来？一靠引进，二靠培养。近年来，医院坚持以人为本的人才强院战略，大力引进人才、培养人才、使用人才和关怀人才。为让更多的人才"引得来，成长快，留得住"，该院确定了选才、用才、容才、爱才的良性机制。为此，谷城县人民医院先后制定了《中长期人才战略》《定向培养研究生的有关规定》《专业技术人员进修有关规定》等，从制度上为人才队伍建设提供坚强保证。医院还强力推行"四个一"工程，即"营造一个人才成长环境、搭建一个人才成长平台、拓展一个人才发展空间、带动一个人才发展团队"，并坚持"科技兴院、人才先行"的发展观念，重点培养一批跨专业的学科带头人。

为使人才培养尽快走向制度化、常态化，医院果断引入激励机制，采取"送出去，引进来"和终身职业继续教育的模式，并制定了多项优惠政策吸引国内知名院校的学子来这里发展创业：医院每5年规划一次科技兴院发展纲要，把人才队伍建设作为医院的强院之本，可谓"医院营造大环境，科室营造小环境，院长、科室主任为人才创造宽松工作环境"。同时，医院采取请教授带教、送出去进修和"二次培训"等方式，推动知识转化、技术转型，加速人才成长。如消化内科主任熊劲松在读研期间不仅全额发薪酬，而且作为专业带头人放手进行定点培养，为其发展提供更大的空间。此外，医院还努力与国内知名医学院校合作，开设研究生培训班，让人才汲取前沿学科知识，为专业人才队伍"强筋健骨"，培植一批有影响力的学科带头人。为促使人才早出成果，增强专科优势，医院在设备、人员等方面大开绿灯，大力支持。

加速人才提档升级，重点是引进一类院校的医学本科生和硕士生，促进人才之间的相互交流、相互竞争、相互提高。建立医院人才库，将专业人才和管理人才分类培养，在待遇上向各类专业技术人员倾斜。如设立科技津贴、医师津贴等，评选科技进步奖，制定人才跟踪评定机制，形成人才能进能出、能上能下的竞争局面。

医院还每半年召开一次人才代表座谈会，加强与青年人才的沟通，及时捕捉

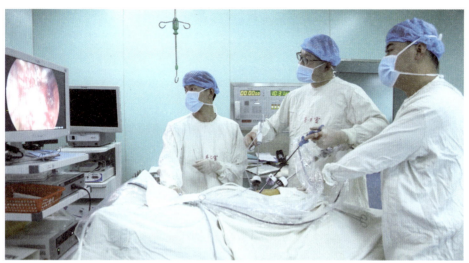

泌尿外科开展后腹腔镜术

他们的所感、所想、所需，进一步改进人力资源工作中的不足，同时注重人文关怀，在住房、待遇、工作上对专业人才多一些关心照顾，多一些理解支持。

全院1000余名在职人员中，专业技术人员占85%以上，其中具有高级技术职称的有100余人。300多名来自全国近20个省或自治区的医学本科生到这里创业发展，一大批专科医生成为医院发展的中坚力量。

营造"百舸争流千帆竞"的学科建设态势。"与其说我选择了'谷医'，倒不如说山区老百姓更需要我。"有着多年基层工作经验的心内科硕士陈永洪道出了心里话。13年前从苏州大学毕业的他，放弃了省城大医院伸来的橄榄枝，毅然来到谷城县人民医院。在学科带头人、院长何永斌的指导下，心内科业务迅速发展。2006年7月21日，该科为来自紫金镇的冠心病患者赵某，成功施行了冠状动脉造影+支架植入术，填补了谷城医疗界的空白，也结束了当地冠心病患者放支架必须向上级医院转诊的历史。

近年来，随着心内科微创介入技术的广泛应用，医院先后在县内率先开展了冠状动脉造影+支架置入术、先心病封堵术、永久起搏器安装、心律失常射频消融术、动脉夹层带膜支架植入术等多项心脏介入技术。医院已经建成1个国家基层胸痛中心，每年完成心脏介入手术达600余例，居全省同级医院前列。同时，还建成一个国家示范卒中防治中心。

2001年，谷城县人民医院组建肿瘤科，并在湖北省县级医院引进首台直线加速器。2015年，又引进Varian23EX高能直线加速器，率先在同级医院开展三维适形放疗和精确调强放疗技术。如今，肿瘤科已经发展成为两个病区，开放130张床位，病床使用率持续达130%以上。不仅如此，该院的神经内科、骨科、妇产科、儿科、康复科、五官科等一大批学科亚专业发展势头强劲，已经细化了50多个亚临床专业。据统计，医院已拥有18个湖北省县级医院临床重点专科、27个襄阳市级临床重点专科。

一周前，因大量脑出血合并急性化脓性胆囊炎的李先生还是命悬一线，一周后，他就康复出院了。正是因为谷城县人民医院普外科、神经外科和放射介入室多学科合作，成功实施经皮经肝胆囊穿刺置管引流术（PTGD），才让他转危为安。这也说明，该院在多学科合作上达到了一定的水平。

创新驱动助力医院腾飞。"没有金刚钻儿别揽瓷器活儿。"心内科主动脉夹层的介入治疗、神经外科颈眼动脉瘤切除术，这些在大医院开展的手术，在名不见经传的谷城县人民医院都能开展。据统计，他们每年开展新业务技术50余项，10年来累计开展新业务、新技术600余项。这些技术不仅在医院"安了家"，不少还达省级先进水平。除上述心内、神外复杂手术外，眼科复杂玻璃体切割术、普外科腹腔镜下胃癌根治术、胸外科胸腔镜下肺癌根治术、泌尿外科后腹腔镜全肾切除术、普外科腹腔镜下脾脏切除术、神经外科双侧颈内动脉海绵窦瘘介入栓塞术等高难度专科技术也相继成功应用于临床。

此外，骨关节镜等微创手术，也惠及普通百姓。年逾60岁的夏女士左侧膝关节疼痛多年，且逐年加重，行走困难，膝关节已有明显畸形。骨外二科副主任代百发认真检查后认为患者的膝关节疼痛是因左膝单侧髁部病变导致。以往的治疗手段多采取全膝人工关节表面置换手术，创伤大、截骨量大，医疗费用高，这次代百发决定采取膝人工关节单髁表面置换术为其治疗。"现在为患者治疗，要综合、科学评估，要更微创、精细、锦上添花才行。"代百发感言。近年来，该院各个专科的技术创新不胜枚举。从技术创新，到制度创新，再到管理创新，以变应变，以新促改，为改善患者就医体验、推动医院发展提供了强大的内生力。

医院管理，改革先行。谷城县人民医院不断完善制度，力争科学决策、民主决策。诸如设备购置、物资购买、绩效分配、选人用人、职称评聘、假期管理等涉及医院管理的难点、热点和敏感问题，都交由集体讨论决定，始终把"权力放进制度的笼子里"。

管理永远在路上。从2012年9月10日起，谷城县人民医院就率先在全省执行药品零加成政策，取消所有药品15%的加成，每年药品让利1000余万元。与此同时，该院药品品种、药品质量和供货渠道更加规范，严格执行湖北省二级医院集中招标采购，有效保证了临床合理、安全用药。医院不仅将"以药养医""以药办院"的经营理念彻底打破，大处方、滥开药现象也明显减少，更让患者感到了"看病贵"的压力在减轻。

院长何永斌强调："来我们医院看病，能用便宜药的不用贵药，能用国产药的不用进口药，可用可不用的药尽量不用。原则就是——对症下药，疗效为上。"

前不久，家住谷城城关的刘先生因尿毒症做肾移植术后需长期服抗排异药，他来院购买一个疗程的治疗药物发现，居然比在外院少300多元。他高兴地说："我的经济负担终于减轻了！"

药价降了，药品加成利润取消了，可该院并没有因此放松医院管理，而是采取利刃手段严管医生的"一支笔"，禁止滥开方、开大方；每月通报全院前10种用量药品，杜绝开单提成，对违规使用者停止药商投放临床；提倡使用基本药物，尽量减少目录外用药，能不用的抗菌药尽量不用，药占比连续8年控制在25%以内。2018年，该院住院患者药占比仅为20.35%。

药品不赚钱了，政府补偿一时难以到位，那么，医生的积极性该如何调动？该院为了稳步推进县级公立医院综合改革，充分协调医患双方的利益关系，从两个方面调动医务人员积极性。一是建立以公益性质和运行效率为核心的绩效考核体系。调整分配方案，收入分配向临床一线、关键岗位、业务骨干、有突出贡献的人员倾斜，体现岗位绩效和医务人员技术服务价值的收入分配制度，稳定医务人员待遇。二是严禁将医务人员个人收入与医院的药品、检查收入挂钩。取消开单提成，禁止药商做临床或处方"回扣"。门诊医生的绩效工资重点考核接诊人次、单处方费用、服务效率和社会满意度，住院医生绩效考核重点是临床路径管理、医疗质量与安全、服务质量、工作量和药占比等。

同时，该院将各科室的运行成本作为科室效益工资发放的重要考核指标，细化管理、量化考核，堵住了科室管理中的各种漏洞，使医院的管理更加精简高效。上述积极应对措施最终使群众得实惠，医院促发展，得到省内外同行的肯定与效仿。

"处方式"管理不仅仅是提质增效，也给谷城县人民医院带来了新的变化。2014年，该院被湖北省卫计委确定为三级综合公立医院；2015年，该院被国家卫计委确立为第一阶段500家全面提升县级医院综合能力之一；2016年，该院综合能力在湖北省134家县级和县级市综合医院中排名第二；2017年，该院被正式命名为湖北文理学院附属谷城医院。医院正走向集医、教、研于一体的现代化综合县级医院。

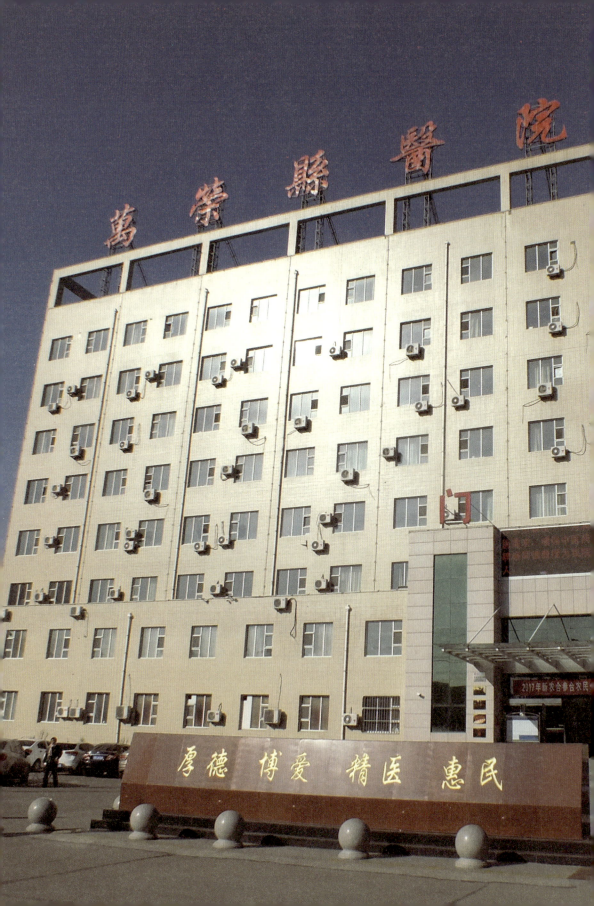

万荣县人民医院

山西县乡医疗机构一体化改革样板

文 / 王翔

2017年4月，中共山西省委办公厅印发了《关于进一步深化医药卫生体制改革的意见》，文件明确提出："全面推行县乡医疗卫生机构一体化改革。创新体制机制，以县级医院为核心，整合县域医疗卫生资源，组建法人实体的医疗集团，实行医保总额打包付费。"同年6月，山西省深化医药卫生体制改革领导小组出台了《关于全面推开县乡医疗卫生机构一体化改革的指导意见》。

山西省通过试点，以点带面，全面呈现，在高平市2016年先行先试取得改革经验的基础上，全省119个县市目前已全部挂牌成立医疗集团，在推进一体化改革进程中，省委、省政府表现出极大的决心。

作为中西部省份，山西省县域内人口占全省总人口70%左右，优质医疗卫生资源相对匮乏，基层医疗技术人员短缺，群众看病就医难问题突出。位于山西省西南部的万荣县隶属运城市，在一体化改革前，这里医疗卫生事业发展所面临的困境，几乎是全省的缩影。

万荣医改

万荣是标准的农业县，全县户籍人口45.6万，农村人口占比为67.6%。改革前，县乡医疗机构各自为政，互相竞争，分级诊疗难以落地，基层医疗机构整体服务能力弱，患者在县域内就诊率较低。现任医疗集团党组书记、院长董永凯回忆，2013年8月他履职万荣县人民医院院长时全院的业务收入仅4000万元。

2017年4月20日，万荣县医疗集团正式挂牌，完成执业许可证变更登记。随后医院成立了由县长任主任，分管副县长任副主任，财政、卫计、人社、物价、编办等部门共同参与的医疗集团管理委员会，负责公立医院重大项目实施、院长选聘、绩效考核等事项，人事管理、机构设置、收入分配、运营管理等6项权力全部下放到医疗集团。

2017年11月，县卫计局牵头完成了人财物管理权限向医疗集团的整体移交。

集团下辖万荣县人民医院、14个乡镇卫生院、3个乡镇卫生院分院、296个农村卫生室，并逐步将县中医院、妇幼保健院和疾控中心业务工作一并纳入集团管理。

医疗集团实行独立法人管理运行机制，组建起10个管理中心和10个业务中心，对全县医疗机构实行行政、人员、财务、绩效、业务、药械"六统一"管理。建立人力资源信息库，实行人员统一调配、统一考核、统一使用，实现人力资源共享。财务按照"统一管理、分户核算"的原则，乡镇卫生院实行集团报账制、集团审批制，资产统一管理、分级申报、统一调配。药械通过采购系统实现"五统一"和"两票制"。

县强

董永凯把医疗集团比喻成一列火车，"县医院是车头，集团内的其他单位是车厢，随着'车厢'数量和体量的增加，列车要想跑得又稳又快，车头的动力输出必须强劲，作为县医院，提升服务能力是第一要务。"

为了实现患者"大病不出县"，就要在县医院打造一批重点学科，并达到一定水平。为此万荣县人民医院结合医保数据，对外转率排名靠前的几类疾病进行了分析，并着力打造重点科室。

万荣县人民医院介入中心已经可以开展冠脉造影和支架手术，患者老贾康复出院结算时仅花费了一万元，费用比市级医院节省了一半，还免去了往返奔波之苦。为此，他逢人就说："真没想到，县医院做的支架手术和外面大医院一样好，了不起啊！"

在县乡一体化改革中，万荣县人民医院通过医联体建设、专科联盟、远程医疗等方式，与省内外多家三甲医院建立了业务协作关系，使医疗服务水平不断提高。医院共设临床科室22个，其中普外科、神经外科、神经内科、心内科被评为省、市级重点专科。

此外，该院还通过"送出去、引进来"、内外专业培训等方式，不断加大人才培养力度。医院引进多名研究生、本科生，采取"育名医、建名科、创名院""重点发展、全面开花"的方式，致力打造品牌科室、实力学科。

乡活

县乡一体化改革使乡镇卫生院和县医院成为了"一家人"。对于乡镇卫生院，董永凯希望能够通过调整业务结构和完善运行机制，打破原有的分配模式，让医务人员多劳多得，优绩优酬。

据董永凯介绍，改革前，乡镇医院医疗服务能力弱，病人少，医务人员学习

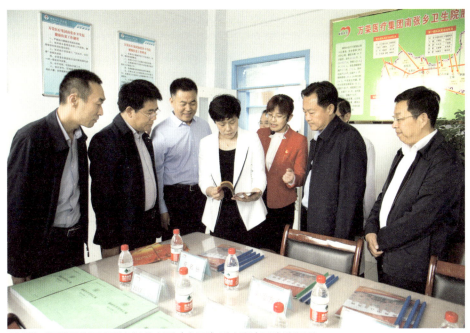

2017年5月6日山西省副省长曲孝丽（左四）到南张乡卫生院调研

和工作积极性不高。随着一体化改革的深入，县医院优质医疗资源下沉，补齐了个别乡镇卫生院没有儿科、妇科的短板，内科医疗服务能力明显提升。随着中医适宜技术等业务的开展，乡镇卫生院医疗服务能力不断提升，医务人员的价值感不断彰显，积极性极大提高。集团内的乡镇卫生院每天平均住院人次超过1000人。

走进万荣县医疗集团南张乡卫生院，首先映入眼帘的是悬挂在墙体上的几张巨幅宣传海报，内容包括国家基本公共卫生服务项目及政策解读、居民健康档案管理、家庭医生签约、健康指导及慢性病患者管理。据办公室主任孙玉辰介绍，加入医疗集团后，卫生院最明显的变化就是业务规范化和流程化程度明显提高。县医院对乡镇卫生院采取派下去、送上来，一对一、一换一，集中培训、上下联动的举措，利用PDCA循环，实行骨干入驻、乡院落实、县科督导、集团考核的管理模式，乡镇卫生院三基水平显著提高。

南张乡卫生院在改革后实现了"五提升三下降"，即医保实际补偿比例上升4.5%，县域患者下转率上升15.5%，居民健康素养提高1.2%，普通门诊人次上升7.1%，家庭医生服务能力有所提升，签约率提高了15%，履约率提高了30%；居民自付费用下降6.2%，患者外转率下降17%，慢病患病率下降了3%，百姓就医获得感显著提升。

村稳

在闫景村卫生室，村医杨晓斌和父亲杨耀堂正在给村民问诊。加入医疗集团，村卫生室的医疗设备和环境都有所改善，特别是集团为村医缴纳保险的政策让父子俩感觉未来更有保障了。

根据省县域综合医改"1名村医+1名乡医+多名县级专科医生"服务模式的要求，医疗集团出台了《家庭医生签约服务工作实施方案》，通过三级联动的方式，在全县组建了290个家庭医生签约服务团队，签约群众288518人，签约服务率为68.37%，重点人群签约123538人，签约率为86.68%。家庭医生签约服务团队为基层群众提供了全方位、全周期健康服务，满足了居民基本医疗和公共卫生服务的需求。

为了应对村医面临的年龄老化、待遇低、离岗无保障等情况，医疗集团为村医购买了医责险、新农合和新农保，同时制定了《公卫千分制考核标准》，项目经费向基层和一线倾斜，并将40%以上的公卫经费下拨到村级人员手中，确保村级人员待遇，同时也吸引了更多年轻人加入村医行列，兜牢了网底。

信息通

在南张乡卫生院的居民健康档案室里，保存了全乡32178人的健康档案，通过数字化档案柜，工作人员可以快速定位档案存放的位置。这些档案以家庭为单位存放，以个人为单位管理，采取电子与纸质同步的模式，同时对"三类人群""四类疾病"、重点人群进行专案管理。万荣县医疗集团内部已实现信息系统和公卫系统实时连接，共享居民就诊信息和健康档案，为群众建立了动态、精准的健康档案。

作为支撑县乡一体化改革的基础性工程，万荣县医疗集团投入1000余万元整合了县、乡、村医疗卫生信息资源，短时间内搭建起了覆盖全医疗集团的"1238"一体化信息平台，即一个万荣县医疗集团一体化智慧云平台，县人民医院和乡镇卫生院两个信息系统，区域检验诊断、远程心电影像诊断及远程会诊三个中心，公共卫生信息、家庭医生签约、分级诊疗、人财物管理等八个管理系统，实现了县乡医疗信息、医疗资源调度、患者就医诊断的互联互通。

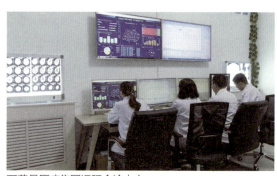

万荣县医疗集团远程会诊中心

一体化智慧云平台整合

了集团成员单位所有业务系统，统一管理业务数据，实现了"医卫融合"；以电子病历为基础的卫生信息系统，设置了门急诊挂号、收费、入出院管理、药房管理、物资设备管理等功能，简化了工作流程，节约了患者看病时间，提高了工作效率，降低了运营成本；三大业务中心实现了集团检查、检验结果同质化，既提升了基层医院对疑难病症的检查诊断能力，又解决了乡镇卫生院检验、影像人才缺乏的困境；八个业务系统的整合，实现了"数据集中、服务下延、全县联网、信息共享、业务协同"的目标。

董永凯说："有了高度的信息化做支撑，我们就可以实现让信息多跑路，让患者少跑腿甚至不跑腿。"

建设靠政府 运营靠服务

县乡一体化改革，形成了资源的纵向流动。对于未来的发展，董永凯计划，在进一步落实中央和省委、省政府医改政策的同时，还要深挖医院的发展潜力。

2018年，医院业务收入突破1.3亿元。董永凯认为："挖潜的着力点一方面是提升技术，另一方面是改善服务，近几年，随着人民群众健康意识的提升，对于医疗服务的要求也相应提升，这就要求我们要切实站在百姓和职工的角度考虑问题，让他们有归属感、获得感、幸福感、成就感。"

国家卫健委主任马晓伟在2019年"两会"上提到："分级诊疗制度是新医改以来推行的重大制度，某种意义上来说，分级诊疗制度实现之日，乃是我国医疗体制改革成功之时。"

落实分级诊疗是一项复杂而艰巨的工作，一要靠发展，二要靠改革，通过县乡医疗卫生机构一体化改革，山西省的深化医改工作迈入全国第一方阵。万荣医改的典型经验，一是按照山西省委、省政府的决策部署，不折不扣落实了改革任务。二是吃透县情实际，回应群众期盼，根据医改要求，结合县域特点做好文章。

改革就意味着权力和责任的再分配，资源的重新统筹布局，触碰的是最为敏感的"老大难"问题，山西省委、省政府在顶层设计上为改革定下了基调，这让改革的执行者在"动真格"的实践中有法可依。

山西的县乡一体化改革，政府主导，方向正确，路线清晰，成效明显，群众拥护，而万荣医改，则为山西医改模式注入了新的活力。尽管这样的模式也许不是实现分级诊疗的唯一路径，但确实是目前最为行之有效的办法之一。

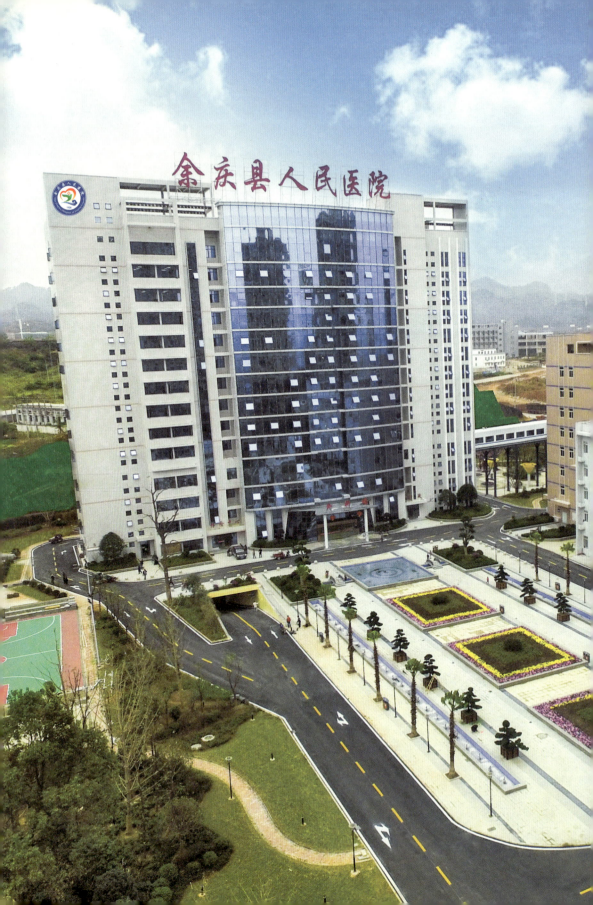

余庆县人民医院

"大病不出县" 打通惠民 "最后一公里"

文 / 王天培 张余

　　《周易》云：积善之家必有余庆。余庆县，地处黔中腹地，是遵义、铜仁、黔南、黔东南四地州市结合部。作为县域内最大的医疗机构，创立于1938年的余庆县人民医院，历经80余载，现已发展成一所集医疗、教学、科研、预防、保健、康复、急救为一体的二级甲等综合医院。

　　随着患者日益增长的医疗服务需求，让患者就近就医已变成医院亟待解决的问题。新的使命赋予了新的任务，"一切以病人为中心"的服务理念，要求县医院尽快改善就医环境、优化服务流程、提高诊疗水平、降低医疗费用，缓解群众看病难、看病贵等问题，并以此为出发点和落脚点，形成"基层首诊、急慢分治、双向转诊、上下联动"的分级诊疗就医新秩序，为"大病不出县"、打通惠民"最后一公里"做出贡献。

　　2010年以来，作为全国县级公立医院改革试点，余庆县人民医院抓住改革机遇，迎难而上，先行先试，开拓创新，走出了一条"不平凡"的医改之路。

医共体让优质资源"活起来" 大小医院成为"一家人"

　　余庆县在启动县级公立医院综合改革工作前，乡镇卫生院服务能力不强，留不住病人。县级医院却是一床难求，而诊疗的几乎都是常见病，医疗资源浪费，本该留在县内诊疗的大病却涌向了三甲医院，出现了"倒金字塔"的就医现象。由于县域内病人留不住，医保基金吃紧，主管部门压力巨大，老百姓不满意，医务人员也不满意。

　　为从根本上改变这一状况，余庆县一方面开展与城市三级医院的交流合作，医院与遵义医学院附属医院、遵义市第一人民医院建立医联体及学科联盟，与上海奉贤区中心医院建立"对口帮扶"机制，派驻专家帮管理、扶学科，同时通过建立互联互通的远程医疗信息平台，形成了"大帮小、小帮弱"的真情帮扶局面；另一方面整合县域城乡医疗机构，组建了两个县域医共体，医院为第一医共体牵头单位，与6个乡镇基层医疗机构组建县域医共体。

在医共体的建设过程中，弊端逐渐显现。三级医院门庭若市，帮扶时间少、力度较小，效果不明显；县域内组建两个医共体，不便于统一管理，医务人员存有"互不相干"的思想，不能从根本上解决"大病不出县"的问题，转诊率有时不降反升。但在困难面前，县人民医院主动担当作为，积极发挥龙头作用，向县委政府争取，牵头组建余庆县医疗集团，建立涵盖遵义市第一人民医院、余庆县医疗集团的紧密型医联体示范点。

医疗集团组建后，县域内医疗卫生机构管理进一步规范，资源得到合理配置和高效利用，县、乡医疗卫生资源实现共享和优势互补，基层医疗卫生机构医疗质量、技术水平和服务能力稳步提升。各医疗机构充分利用医保杠杆调节作用，促进三医联动，共享优质资源，提升学科建设水平，县、乡、村医疗服务能力明显提升，分级诊疗趋于合理，形成"县乡一体、上下联动、协调发展"的新格局，基本达到"小病不出村，一般病不出乡，大病不出县，预防和康复在基层"的目标，实现了90%的患者在县域内医疗机构就诊目标。

五个全面建成 让患者在家门口享受大医院的医疗服务

"非常感谢遵义市第一人民医院和余庆县人民医院的联合救治！"患者家属激动地说。2018年6月16日上午，在院外剖宫产术后感染患者冯某某求诊余庆县人民医院，入院诊断为重症肺炎、脓毒性休克、胸廓畸形，情况十分危急，立即转入重症医学科抢救，但病情仍得不到控制，呈进行性加重，患者生命体征极不平稳。余庆县人民医院立即启动医联体远程会诊预案，向遵义市第一人民医院请求专家会诊，双方专家就患者的病情作了详细的讨论，制定形成治疗方案，实施抢救。

与此同时，遵义市第一人民医院组织专家组到余庆县人民医院指导患者抢救工作。救治期间，患者病情多次出现反复，但在市一医专家及余庆县人民医院重症医学科医护人员的共同努力下，经过持续一个月的抢救治疗，该患者痊愈出院。

为进一步节约挽救生命的宝贵时间，方便患者就医，余庆县人民医院按照"五个全面建成"工作要求，开展远程医疗服务，健全医学影像、医学检验、心电、病理等医疗资源共享制度和流程，实现医共

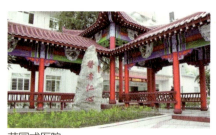
花园式医院

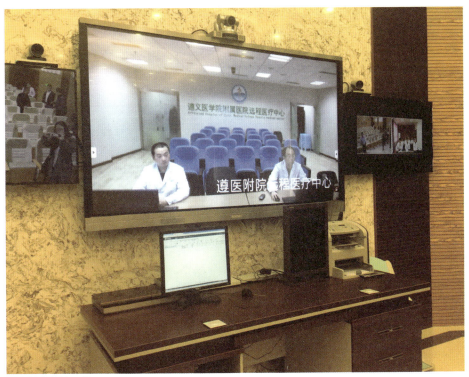

开展远程医疗工作

体内信息互通、检查结果互认、远程会诊协作，为落实和推进分级诊疗提供了技术支撑，进一步扭转了基层医疗资源配置不足的问题，使老百姓在家门口就能享受到大医院的医疗服务，实现了"少付费、少跑路""大病不出县"的医改目标。

用实力说话才是"硬道理"

张继伦患病6年，每周都要往医院跑。在他的身上，我们看到了余庆县人民医院医改给老百姓带来的最实在的变化。

看到张继伦的时候，他正在余庆县人民医院的血液透析中心做透析。6年前，由于尿毒症，他的身体非常虚弱，不能喝水，睡不着，每周都要乘车到邻近的湄潭县做两次透析，每次费用700余元，一年下来费用高达十几万元。

张继伦说："一开始所有的治疗都是自费，每年十几万元的透析费用让一家人的压力非常大。后来余庆县人民医院成立了血液透析中心，我就从湄潭转到了余庆县医院。转回来的前十个月费用和湄潭相差不大，但每周不用往湄潭跑了，方便了很多。从2013年11月开始，报销比例达到了90%，每次透析只需要几十元了。

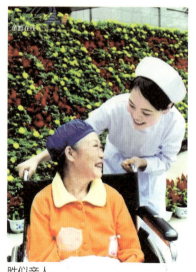
胜似亲人

后来透析从每周两次增加到每周三次，而每年费用却从十几万降到了一万多，家里负担减轻了不少。每周一、三、五早7点，我从家门口乘公交车到医院，医生为我称体重，量血压，稍作休息就可以开始透析了，不用排队，不用等，每次都可以按时回家吃午饭。透析费用每月结算一次，真真正正地方便了我们老百姓，一切都为我们老百姓考虑好了，现在的政策真是好啊！"

先进的技术是留住百姓在当地就医的前提。为了让医院内涵"硬"起来，更好地服务于县域内人民群众，推动医院可持续发展，余庆县人民医院根据县域内常见、就诊率高的病种，有针对性地开展相应品牌学科建设，提升医院诊疗服务能力。医院心血管内科、消化内科、普通外科、骨科、泌尿外科、重症医学科、急诊急救科等重点科室列入省级重点专科建设，这为实现大病、常见病县内就诊提供了基础。在推进自主品牌学科建设的同时，通过上联三甲"借鸡生蛋"，医院开展医学研究及诊疗合作。2016年，医院与遵义医学院附属医院达成合作意向，正式挂牌成为"遵医附院余庆分院"。

2018年6月，医院与遵义市第一人民医院建立医联体及学科联盟合作，与上海奉贤区中心医院实现"对口帮扶"。三级医院通过对医院开展帮管理、传技术、带人才、扶学科、促健康等项目的工作，仅用几年时间，就帮助医院在各方面取得较大提升。此外，余庆县人民医院已完成中国基层胸痛中心建设并通过认证，成立了病理科，是国家级爱婴医院、县内新生儿会诊救治中心、新生儿急救中心、危重孕产妇救治中心等。

建院80余载，医院载誉无数。一代又一代勤劳奋进的余医人艰苦奋斗、锐意进取，书写了一次次的辉煌。2018年12月，余庆县人民医院列入全国建立健全现代医院管理制度试点医院，余庆县人民医院的医护人员将之视为认可和鞭策。他们表示将牢记医者使命，不忘初心，砥砺前行，做好老百姓的健康守护者。